在宅医療と「笑い」

大切な今をより前向きに生きる

宮本謙一
MIYAMOTO KENICHI

幻冬舎MC

在宅医療と「笑い」

大切な今をより前向きに生きる

はじめに

近年、在宅医療が注目を集めています。

急速に高齢化が進む日本において、病床数の不足を解消する受け皿として、政府が在宅医療の普及に力を入れていることがベースとなり、実際に在宅医療を受けている患者さんはどんどん増えてきています。

厚生労働省が3年ごとに実施している「患者調査」のデータによると、２０１７年（平成29年）に在宅医療を受けた推計患者数は18万人を超えました。同調査で患者数が7万人前後で推移していた２００５年（平成17年）頃と比べると、およそ2・5倍になっています。

在宅医療は、通院が難しい高齢の慢性疾患の患者さんや、がんの終末期の患者さんなどが、自宅で定期的に丁寧な診療を受けられる、便利な制度です。

そして何より、在宅医療には、患者さんが住み慣れた環境で自由にのびのび過ごせるという大きなメリットがあります。家族にとっても、患者さんとのコミュニケーションを保ちながら身近な環境で見守れることで、安心や満足を得られるケースが多いといえるでしょう。

ただし、患者さんや家族に、自宅で過ごすことのメリットを満喫し、充実した療養生活を続けていただくためには、一つの大事な条件があります。

それは、お互いができるだけ〝笑いの溢れる生活〟を目指すということです。

とはいえ、いつも笑顔で療養生活を送るというのは簡単なことではありません。

そもそも患者さんは、病気という苦痛の種を抱えています。そして、在宅療養となると、家族も一定の負担を覚悟しなければなりません。

医師・看護師をはじめとするスタッフに頼ることができる病院生活とは違い、在宅での療養生活では家族に多大な労力や気配りが必要となる場合もあります。また、患者さん自身が家族に引け目を感じてしまい、互いの関係がギクシャクしてしまうこともまれではありません。

そこで「つらい」「しんどい」という思いにとらわれ過ぎると、患者さんや家族が望み、満足感を得られるはずだった在宅療養が、かえって苦痛を感じるものになってしまいかねません。

だからこそ在宅療養には、本書のタイトルにある「笑い」が欠かせないのです。

私は、医師になって15年目に在宅医療の現場にたどり着き、以来10年近く、この仕事こそ天職と思って、日々、患者さんのために走り回ってきました。

その間、私はたくさんの患者さんや家族から感謝の言葉をいただきました。また、私自身も大きなやりがいと満足感を得てきました。それは、病気の治療だけでなく、日頃の療養生活のなかで、いかに患者さんや家族に笑っていただけるかを考えて、診療を続けてきたからだと思います。私が診療先にお届けできたもの、そして私自身がたくさんいただいてきたものが「笑い」だったのです。

私は訪問診療の際、時間の許す限り、患者さんの話に耳を傾けるよう努めているのですが、笑顔で楽しい話をしている患者さんは本当にいきいきとしていて、さっきまで険しい表情で訴えていたつらい症状が全部吹き飛んでいってしまったのではと思うことがよくあります。患者さんに気持ち良く話をしてもらい、つらい症状を忘れて笑顔で過ごしてもらうのも、大事な治療の一環だと思っています。

私が実際に在宅医療に携わるなかで出会ってきた、笑いを失わずに過ごす患者さんや、笑いを取り戻した家族が喜びや幸せに満たされる姿を本文でも紹介していますが、私はそうした経験を通して、「笑いは療養生活を前向きなものにする」ことを確信しています。

入院したくない、施設にも入りたくない、そう考えている患者さんやその家族にとって、在宅療養は、実にすばらしい世界です。しかし、一筋縄ではいかないことも事実です。

冒頭で述べたように、昨今、在宅医療は注目されており、そのメリットが多く語られています。しかし、在宅療養を成功させる条件を取り上げ、患者さんや家族に分かりやすく説明した本は多くないと思います。

私は、患者さんとその家族に、目の前に立ちはだかるいくつかのハードルを乗り越え、在宅医療の真価を実感していただきたいと考え、「笑い」の溢れる在宅療養生活を提案していきたいと思っています。

そのために有用な一つのツールとして、本書では「笑いヨガ」を取り上げます。

私が笑いヨガと関わったのは、研修医時代からの恩師に勧められて日本笑いヨガ協会の「笑いヨガリーダー養成講座」を受講したのがきっかけでした。それ以降、笑いヨガの魅力にはまり、笑いヨガリーダーとしても活動しています。

新型コロナウイルスの感染が拡大するまでは、医業のかたわら月平均4回程度、笑いヨガの実践を取り入れた健康教室や講演会を開催。車いす生活の方や重度の認知症の方なども含め、多くの人に大笑いしていただき、笑いの大切さを伝えてきました。

本書では、在宅医療に「笑い」を取り入れるメリットと、その具体的な方法を紹介したいと思います。そして、実際に私が在宅医療の現場で出会ったさまざまな患者さんとのエピソードを交えながら、「笑い」によって療養生活が明るく前向きなものに変わることをお伝えしたいと思います。

この本に込めたメッセージが、今まさに在宅療養中の患者さんやその家族はもちろん、これから在宅療養を検討されるすべての患者さんや家族、さらには医療・介護関係者のもとに届き、より良い生き方を選んでいただく一助となれば幸いです。

第1章

在宅医療の実態――メリットは大きいが、うまくいかないときもある

第2章

療養生活がうまくいかないときこそ「笑い」を！

第3章

療養生活を笑顔で送るために——サポートしてくれる「在宅医療チーム」を知ろう

第4章

療養生活で笑いを習慣にするためのツール――「笑いヨガ」のすすめ

第1章

在宅医療の実態――メリットは大きいが、うまくいかないときもある

在宅療養の基本「訪問診療」の仕組み

在宅療養を検討している患者さんやその家族にとって、「在宅医療」「往診」「訪問診療」などという単語を耳にすることは多いと思います。

これらはどれも同じことを指していると思っている人は少なくないのですが、実はどれも少しずつ意味が違います。長期にわたり在宅療養を継続するためには「訪問診療」という制度を利用することが一般的です。

訪問診療は厚生労働省により定められた制度で、保険診療の一つとして行われます。訪問診療にはさまざまなルールがあり、それを満たすことが医療保険適応の条件となります。

まず、訪問診療を受けるための大前提として、病状の悪化や介護が必要などの理由で「一人で歩いて通院することが難しい人」という条件があります。病気が重くなり、体力的に通院が難しい方はもちろん、たとえば認知症の方などで、歩くことには問題はなくても、一人で通院すると途中で迷ってしまう可能性がある方なども対象となります。

病院への通院を続けながら訪問診療を受けている人もいます。たとえば、数カ月に一度、家族の援助で病院への通院を続け、病院でしか受けられない専門的な検査や治療を継続しながら、普段は訪問診療で病状の確認や投薬を受けます。体調が悪化した際には、まず在宅医が電話相談もしくは往診で対応し、病院の受診や入院治療が必要な場合は在宅医が病院に連絡するという形で、在宅医と病院の連携により、安心して在宅療養を継続している患者さんもいます。

たとえば「がん」の患者さんで、病状が進行し、手術や抗がん剤治療などの積極的な治療が困難となった場合は、病院の通院と並行して早めに訪問診療を導入し、早期から在宅での緩和ケア（がんに伴うつらい症状を和らげる治療）を開始します。そうすることで、通院から在宅療養へとスムーズに移行することができ、より質の高い在宅療養が可能となります。

訪問診療は、毎月1回以上、前もって予定を決めて自宅を訪問し診療を行うことが必須条件です。それに加え、毎月「在宅時医学総合管理料」を算定することで、24時間体制で医師が対応することが可能となります。

体調が悪化したときに24時間体制で医師に相談できて、必要時には往診を受けられるというのは、訪問診療の最大のメリットです。「自宅で最期まで過ごしたい」「何があっても病院は受診しない」と決めている患者さんにとって、最期の時＝死はいつやってくるか分かりません。死亡診断ができるのは医師だけですので、最期は必ず医師が往診を実施して診断する必要があり、その意味でも、24時間体制で対応する訪問診療の導入は重要なのです。

訪問診療で実施できる検査と医療処置

訪問診療で実施できる自宅での検査や医療処置は、医療機関によって多少異なっています。

ＣＴやＭＲＩなどの大きな機械を必要とする画像検査は、どの医療機関の訪問診療でも実施できませんが、簡単な検査や医療処置など、自宅でもできることが増えてきました。

検査については、血液検査や尿検査、心電図や簡単なエコー検査などが実施できます。医療処置について、通常の点滴や注射はもちろん、小型のポンプを用いた高カロリー輸液や医療用麻薬などの持続皮下注（注射）、尿道カテーテルや胃ろうなどの交換および管理、腹水穿刺《せんし》（吸引）などの処置、在宅酸素療法や人工呼吸器の管理、軽度の外傷や褥瘡《じょくそう》（床ずれ）の処置などは、自宅でも安心して実施することができます。

自宅でも病院と変わらない検査や医療処置を実施できることを目指すというのは、一つの大事な方向性だと思いますが、一方で、在宅療養には、病院で治療を受けるのとはまったく異なるメリットがあります。自宅でも病院と同じような診療を続けるのであれば、そのメリットが失われるかもしれません。病状の進行具合や要介護度、患者さんの人生観やライフスタイルなどに合わせて、自宅ならではの充実した療養生活が送れるよう、私たち在宅医は日々丁寧な診療を心掛けています。

訪問診療と病院との連携

先述のとおり、通院を続けながら訪問診療を受けている方もたくさんいます。訪問診療を開始したから通院をやめなければいけない、ということはないのです。

患者さんが訪問診療を受けているなかで、病院での詳しい検査や治療、あるいは入院を希望する場合、受診や入院がスムーズにできるよう病院と連携して対応するのも在宅医の役割です。

高齢の方や、病状が進行した方が、「もう二度と病院には行かない」「救急車は呼ばない」「最期まで家で過ごす」と決めていたとしても、状況が変化し、受診や入院を希望することはあると思います。状況の変化によって気持ちが変わるのは当然のことです。

しかしながら熱心な在宅医の場合、患者さんや家族が入院を希望すると、在宅療養の良さを強調し、入院しないよう説得する場合もあると聞いています。それだけ全力で患者さんのために尽くすという覚悟なのかもしれませんが、訪問診療は常に患者さんが主役です。在宅医は、あくまで患者さんや家族の希望に最期まで寄り添い、在宅療養を継続したいという意向であれば最期まで全力でサポートし、入院を希望する場合はスムーズに入院できるよう手配するのが本来の姿だと思います。

訪問診療を開始したい場合、まずは、かかりつけの主治医に相談し、在宅医宛の診療情報提供書を発行してもらうことが必要です。訪問診療では特にCTやMRIなどの画像検査はできないため、これまでの画像データを含む診療情報が非常に重要な情報となります。

ただ、「主治医が忙しい」「主治医が転勤してしまった」「長期間来院していないので書けない」など、診療情報提供書が用意できない場合もあると思います。そのような場合でも、必要性に応じて訪問診療を開始できることがありますので、訪問診療を行っている医療機関に気軽に相談するとよいでしょう。

在宅医療の実態～どんな疾患でも在宅での療養は可能～

「訪問診療」が定期的・計画的に医師が患者さんの自宅に赴いて行う診療であるのに対し、医師が診療上必要であると判断したときに患者さんの自宅に赴いて行う診療が「往診」です。そして、「訪問診療」と「往診」をまとめたものを「在宅医療」と呼びます。

「早く家に帰りたい」と入院中の病院の主治医に訴えても、「家に帰るのは無理」と断られ、療養型の病院（長期入院可能な病床）や有料老人ホームなどを勧められるケースがあります。

しかし、患者さんや家族が在宅療養を希望しているのであれば、どんな疾患であれ、どんな病状であれ、在宅療養は可能であると私は考えています。

在宅療養を目指すうえで大事なのは「どんな生活がしたいのか」について明確なイ

メージをつくることです。そのイメージを元に、在宅でどこまでの治療を行うのか、どのような介護の体制を構築するのか、具体的な検討に入ります。無理な治療、無理な介護を望まない限り、在宅療養は必ず実現できるはずです。

入院中の病院の主治医や看護師は、当然のことながら、治療のことを最優先に考えます。病院の医療従事者の多くは在宅医療の現場を経験していませんから、自宅でどのような形でどこまで治療を継続できるのかをイメージすることが難しく、「家に帰るのは無理」という発言につながってしまうのだと思います。しかし、自宅に帰ってから大事なのは「どのような生活をするか」であり、治療はあくまで生活のなかのごく一部です。その観点で、退院して在宅療養を行うことができるかを総合的に検討すべきです。

たとえ重い病状であっても、必要に応じて在宅医・訪問看護師・訪問薬剤師のチームによる在宅医療を開始することで、入院中に近い形の医療を受けることができます。とはいえ、自宅に医師や看護師が常駐しているわけではないので、緊急時の迅速な対応という意味では劣ります。また、たとえば点滴治療については、毎日何度も訪問看護師が自宅を訪問して点滴をつなぎ替えるというのはマンパワー的にも費用の面でも困難であり、点滴の実施回数が限られ、点滴終了後の処置の一部を患者さん自身や家族に協力していただく場合があるなど、治療の制限が生じる場合もあります。

このような「自宅での治療の限界」を受け入れ、それよりも生活上のメリット、自宅での自由な生活を希望する場合は、どんな疾患であれ、どんな病状であれ、在宅療養は可能です。

そうなると、どのような生活を送るか、生活上のサポートが重要となります。同居の家族が主な介護者となるケースが多いと思いますが、近隣の家族が交代でサポートする場合もあります。それでも24時間体制のサポートは難しい場合が多く、介護保険サービスを利用して患者さんの生活を支えるケースがよく見られます（詳しくは第3章で説明します）。

独居の患者さんの場合

在宅療養を開始するにあたり、頭を悩ませられることが多いのが、独居の患者さんの場合です。たとえばがんの末期状態の方など、病状が重い方については、独居での在宅療養、特に在宅で最期まで過ごす（自宅看取り）のは不可能と判断され、退院に至らないケースがほとんどです。

私はこれまでに何度か、独居の方の親族や関係者から「がんの末期状態で入院しており、患者本人は家に帰りたい、家で最期を迎えたいと言っているが、主治医が退院させてくれない」といった相談を受けたことがあります。もともと私が診ていた患者さんのケースでは、訪問看護師とケアマネジャーと一緒に病院へ直談判しに行きました。

独居の方でも、患者さん自身が何を求めるか、どのような生き方や最期の迎え方を望んでいるかが重要です。どんなに充実した医療チーム、介護体制を組んでも、お一人で過ごす空白の時間は避けられず、その間に急変する可能性もあります。それも十分理解したうえで、「一人で自由に生き、そして死んでいきたい」という患者さんの強い意志を確認した私たちは、速やかに在宅療養の体制を構築しました。

病院には決して迷惑をかけない（再入院は絶対にしない）という条件付きで、翌日に退院を許可していただき、それから約2週間、最期まで自宅で過ごすことができました。胃がんの末期状態の患者さんで、病院では約2カ月間いっさいの飲食を禁じられていましたが、自宅で念願の卵入りのおかゆを食べて、涙を流しながら大喜びしていた姿が印象的でした。

患者にとっての在宅療養のメリット

2020年の春から新型コロナウイルス感染症が猛威を振るっています。それに伴い、世界各地で厳しい行動制限が取られています。特に病院については、もともと全身状態の悪い患者さんが多数入院しているため、院内で感染が流行すると重症者や死亡者がたくさん出てしまうという特殊な事情から、外部の人が病院の中に入ることについて、厳しく制限されています。

このような厳しい「面会制限」のため、入院中の患者さんが家族に会えないまま最期を迎えるケースが増えています。そのため、残された限りある時間を家族と一緒に楽しく過ごしたいという理由で在宅療養を選択する方が増加しています。

入院生活と違い、在宅で治療を続けること、すなわち在宅療養の最大のメリットは、いつでも家族や親族、友人たちと会えること、そしてさまざまな制約がある入院生活と違い、自由に好きなように過ごせることです。

たとえば食事について、病院であれば基本的には、治療を目的とした病院食を食べなければいけません。食品の持ち込みが多少は可能な場合もありますが、いつでも好きなものを自由に食べるということは不可能です。病院はあくまで治療をするところであり、病院のルールに従い生活面全般について厳しく制限されるのは当然のことです。

一方、在宅療養にあたっては、原則としてそのような制限はありません。自宅は日常生活の場であり、病気の治療のために生活しているわけではなく、治療は生活のなかのごく一部です。もちろん、私たち医師や看護師などの医療従事者は、生活リズムのことや食事のこと、排泄や入浴、清潔保持についてなど、生活面全般についてのアドバイスは行いますが、それを強制することはありません。自由に生活ができることこそが、在宅療養の最大のメリットだからです。

在宅療養中の患者さんで、かなり病状の重い方から、外出や旅行に行きたいとの相談を受けることがあります。もちろん、病状が悪化して患者さん本人が苦しむ可能性が高い場合は、お勧めはしません。しかし、そこまでの状況ではなく、状態が悪化したときの十分な対処法やサポート体制を整えて外出や外泊をする場合は、できるだけ私たち医療従事者もお手伝いします。

特に、がんの末期状態の方など残された時間に限りがある方は、少しでも有意義に過ごしていただきたい、少しでも人生を楽しんでいただきたいと思います。たとえば、亡くなる直前の方でも、家族やヘルパーさんの協力を得て自宅近くに花見に行き、目一杯楽しんで笑顔になっていただく――そういったことは本当にすばらしいと思います。

家族にとっても救いになる在宅療養

患者さんの家族にとっても、在宅療養には大きなメリットがあります。前述のとおり、面会制限が厳しいなか、家族は患者本人との面会どころか、病院での主治医からの病状説明もままならず、不安な日々を過ごすことになります。また、直接面会ができないのに、着替えや日常生活物品などの差し入れのため、定期的に病院に通わなければならないという負担もあります。

在宅療養を選択した場合、そのような不安や負担はなくなります。もちろん、介護の負担は大幅に増えますが、介護保険サービスを有効に活用することで、無理なく介護を続けながら患者さんとの楽しい日々を過ごしている方もたくさんいます。患者さんが自由に過ごせるのと同様、家族も病院とは違ってさまざまな面で自由に患者さんと接することができるのです。

実際に外出させるのは難しくても、昔の写真を見ながら楽しい旅行の思い出話をしたり、共通の趣味を楽しんだり、日常生活のちょっとしたことで笑い合えたりして、家族も「楽しむ」「笑う」ことを重視した生活を送ることができ、心が救われるのではないかと思います。

認知症と在宅医療

厚生労働省によると、2020年時点で、認知症の患者数は600万人を超えていると推測されています。今後も高齢者人口の増加に伴い、認知症の患者数も増え続ける見込みです。もちろん、認知症だからといってすぐに生活において大きな支障をきたすわけではなく、毎日、元気で過ごしている方もたくさんいます。

しかし、認知症が進行すると、記憶力や判断力の低下から、周囲のサポートがなければ日常生活を継続していくことが困難となります。

認知症の患者さんの在宅療養にあたっては、家族と、医師や訪問看護師などの医療チーム、そしてケアマネジャーやヘルパーなどの介護従事者が、認知症についての正しい知識をもって温かい目で患者さんをサポートしていくことが重要です。

　認知症の進行の仕方や症状はさまざまですが、もの忘れによる失敗や、今まで苦もなくやっていた家事や仕事がうまくいかなくなるようなことが増え、次第に不安になり、自信をなくして「抑うつ的」になる人、自分が忘れているのではなく周囲の人が間違っていると「怒りっぽく」なる人、周囲の人が自分を陥れようとしているのだと「妄想的」になる人などがいます。

　有名な症状としては「財布がなくなった」「盗まれた」などと大騒ぎする「物盗られ妄想」があります。患者さんの訴えに対して「そんなわけないじゃない」と真っ向から理論的に否定しても納得してもらえることは少なく、むしろ不安や怒りっぽさを悪化させ、患者さんの混乱を招き、ますます症状の悪化につながるかもしれません。何より、患者さんに接する家族や介護者が疲れてしまいます。

　患者さんに接するすべての人が認知症に関する正しい知識をもって、また常に心に余裕をもちながら、患者さんの不安な気持ちに共感して相手の言葉を繰り返したり、どうしてもこだわりが強いときは散歩に連れ出したり、食事などで気分転換を図るなどして対応することが必要です。

たとえば「財布を盗まれた」といつも大騒ぎする患者さんの場合は、同じ財布をもう一つ用意しておいて「すぐに見つかって良かったね」と安心させる方法もあります。家族など特定の誰かに過大な負担がかからないよう、患者さんの在宅療養をサポートするすべての関係者が知恵を出し合っていくことが重要です。

認知症にはさまざまなタイプがありますが、現時点では、あまり有効な治療薬はありません。認知症の進行を遅らせる薬や、過度の不安や怒りっぽさを抑えるような薬を併用することもありますが、あくまで補助的なものです。とはいえ、少量の薬を追加することで、患者さんが穏やかに生活できるようになり、介護の負担が大幅に軽減されることもあります。

私たち在宅医は、患者さんの生活の様子全般を観察するとともに、家族などの介護者の負担も考慮しながら、できるだけ穏やかに在宅療養を継続できるよう、必要最低限の薬の投与を含め、常にきめ細かで丁寧な診療を心掛けています。

がんと在宅医療

がんの治療成績は年々向上しており、多くのがんは「治る病気」になってきました。

しかし、現代の医学では治療が難しいがんもあります。がんが体の中で拡がり、さまざまな合併症を引き起こして体力も低下し、手術や抗がん剤治療、放射線治療などの積極的治療の継続が困難となると、いわゆる「末期状態」と診断され、がんに伴うつらい症状を緩和する「緩和ケア」が中心となります。

もちろん、がんに対する積極的治療が困難になったからといって、すぐに命を落とすわけではありません。末期状態とは、「残された時間に限りがある」ということです。

末期状態と診断された患者さんが、残された限りある時間を有効に使いたい、最期まで自分らしく生きて、自分らしい最期を迎えたいと希望し、在宅療養を選択するケースが増えています。

また、前述のとおり、最近では新型コロナウイルス感染拡大の影響もあり、最期まで家族と過ごすために在宅療養を選択する方も多くなっています。

がんの症状は人それぞれであり、がんの種類、原発巣や転移の場所によって大きく異なります。その代表的な症状である「痛み」の治療について解説します（ただしすべての患者さんに痛みが出現するわけではありません）。

強い痛みが出現した際、まずは、多くの方が一度は飲んだことのあるような一般的な痛み止め（アセトアミノフェンやロキソプロフェンなど）を試しますが、それでは効果が不十分な場合、医療用麻薬を用いることとなります。麻薬という言葉から、依存症や中毒などの悪いイメージがつきまといがちですが、医療用麻薬はより安全に使用できるように改良された鎮痛剤であり、正しい使用方法で適量を使用すれば、副作用を最小限に抑えながら痛みを最大限緩和することができます。

医療用麻薬の最大のメリットは、投与量を増やせば増やすほど効果が強くなるということです。理論的にはどんな強い痛みでも完全に抑えることができますので、一般的な「がんは痛みで苦しむ」というイメージは過去のものとなりつつあります。医療用麻薬は、痛みだけでなく呼吸困難などの苦痛の緩和にも効果的であり、十分な緩和

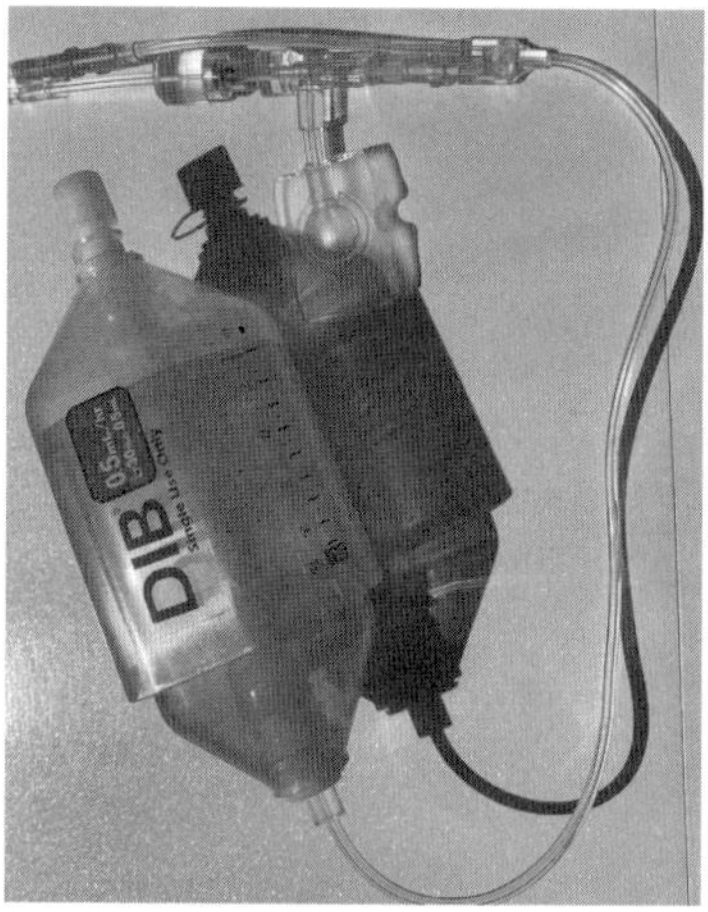

バルーン型の持続注入ポンプ

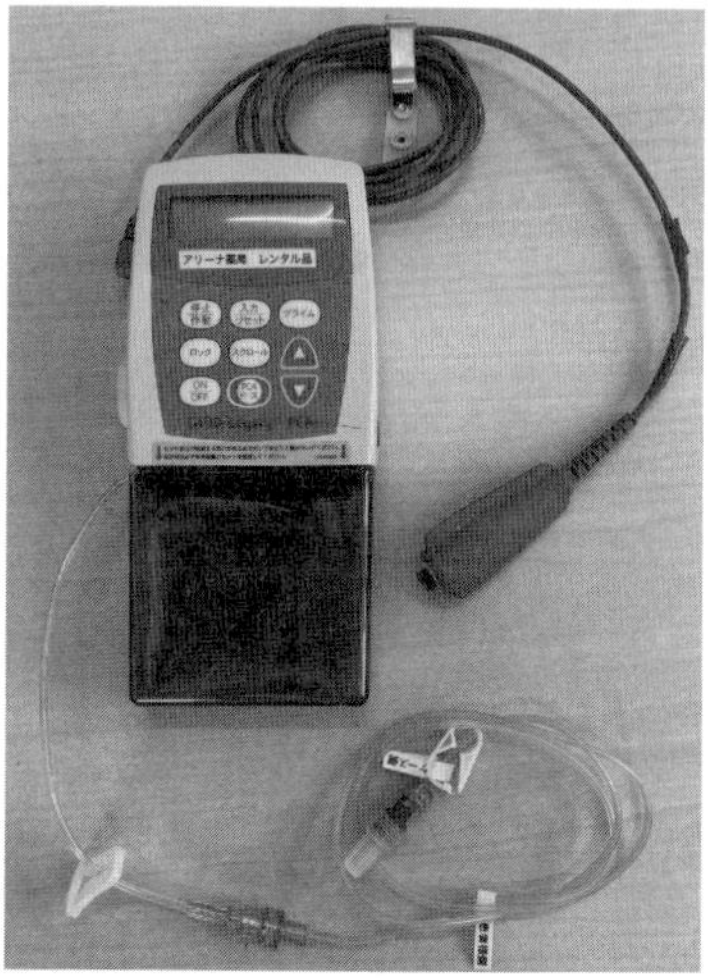

電動式の持続注入ポンプ

ケアを行うための鍵となります。

現在では、錠剤や粉薬、水薬などの内服薬に加え、口腔内で吸収される舌下錠や、皮膚から吸収される貼付薬、さらに坐薬などもあり、病状の悪化に伴い薬を飲むことが難しくなった方でも安全に使用することができます。近年では、注射薬をバルーン型の持続注入ポンプや小型の電動式の持続注入ポンプに充填して持続的に皮下注射で投与する方法（持続皮下注）が在宅医療の現場でも広く普及し、痛みに加えてさまざまな症状を緩和できるようになりました。

このようにさまざまな薬剤やデバイス（医療機器）を用いて、在宅医・訪問看護師・訪問薬剤師の医療チームによる、在宅でも病院とまったく変わらない緩和ケアが実現できます。

日本人は昔から我慢強く、痛みなどの苦痛に耐えることを美徳とする考え方も残っています。しかし、患者さんが痛みを我慢して常につらい顔をしながら自宅で過ごしていると、一緒にいる家族が耐えられなくなります。つらい症状を我慢せず在宅医や訪問看護師に伝え、その訴えに基づいて十分な緩和ケアを行い、在宅での貴重な時間をできるだけ楽しく有意義に過ごしてほしいと思います。

病院と在宅での療養の違い

ここまで、在宅療養について、「病院と変わらない体制」ということを強調してきました。それは、必要に応じて病院と変わらない医療体制を構築することも可能なので、どんな疾患や病状であっても安心して在宅療養できるという意味です。

しかし、私は「病院と同じ治療を自宅でも行うべき」と考えているわけではありません。

世の中には、がんに限らず、治らない病気がたくさんあります。また、特に大きな病気がなくても、人は生きている限り老化が進み、体のすべての臓器の機能が衰えていきます。そして、すべての人は、いつか必ず人生の最期=死を迎えます。

その〝死〟に対して逆らい続けるのではなく、最期まで自然な姿で楽しく穏やかに過ごすことができれば、今をより良く生きることにつながるのではないか――。もちろんそのためには、必要最低限の医療行為は必要です。特に、痛みなどの苦痛を緩和することは在宅医の最も重要な仕事です。

病院の役割は、最期まで治療を続けることですので、飲食ができなければ点滴を実施し、自分でトイレに行けなければ尿道にカテーテルを留置して自動的に排尿するようにします。体内に酸素が不足していれば酸素マスクなどで酸素を投与します。

病状が重い患者さんの場合、いつ急変し呼吸や心臓が停止するか分からないので、胸や指にセンサーをつけ、持続的にモニタリングします。体中が何らかの管につながれた状態で最期まで治療を続けるのが、一般的な入院中のイメージです。最期も、患者さんの顔や体を見て呼吸が止まったか確認するのではなく、モニター画面をじっと見つめ、心電図モニターが完全に平坦になる瞬間を待つこととなります。

一方、在宅療養中の患者さんの場合、苦痛を緩和するために実施する場合を除き、点滴などの医療行為は最低限のものにとどめることがほとんどです。最期まで体全体のケアを続け、家族等に見守られながら、最期の時を迎えます。

多くの場合、静かに眠っていると思って家族が様子をうかがうと、胸も肩もお腹もまったく動いておらず、口に手を当てても呼気を感じられないことに気づき、訪問看護師や在宅医に連絡し、医師が往診して診察し、胸部の聴診で心肺停止を確認、さらに目を観察して瞳孔散大と対光反射消失を確認し、家族に死を告げるという流れになります。

今をより良く生きるために～自然な生き方、死に方～

人生の最期の時、その苦痛の大部分は「医療行為によるもの」との考え方があります。

さまざまな管が体内に留置されていると、身体的にも精神的にもかなりの苦痛を伴います。また、点滴を継続する場合、次第に皮膚や血管が弱くなるため、何度も点滴の差し替えが必要となり、腕や足があざだらけになります。体が弱り、栄養状態や貧血が悪化し、心臓や腎臓の機能が衰えると、点滴によって体内に入った水分をうまく利用できなくなり、点滴した水分がそのまま浮腫《ふしゅ》（むくみ）や胸水・腹水、痰の増加へとつながり、苦痛を増強させているだけの可能性もあります。

一般的に、体が弱った状態では、脱水気味の乾いた状態のほうが苦痛は少ないとされています。私は病院と在宅医療の現場でたくさんの方の最期の時間を見守ってきましたが、まさにそのとおりだと実感しています。

病院で点滴を続けながら最期を迎える場合、死の数時間から数日前に、死前喘鳴《しぜんぜんめい》と呼ばれる、喉元で痰がごろごろと動き苦しそうな呼吸が続くのが普通でしたが、在宅医療の現場では、苦痛の改善効果が得られない場合、最期まで点滴を続けることは少ないため、体が乾いた状態で最期を迎えることが多く、痰はあまり出ず、死前喘鳴が生じることもさほどありません。むくみもなく、すっきりとした凛々しい姿で最期を迎えることがほとんどです。

どのような形が、より人間らしい自然な最期の過ごし方なのか、それは誰にも分かりません。ただ、在宅療養を選択した場合、その選択肢が大幅に拡がることは間違いありません。患者さんが家族と相談しながら、生き方、死に方を自由に選択できる、それが在宅療養の最大のメリットです。

在宅療養がうまくいかないときもある

これまでに述べてきたとおり、在宅療養には、患者さんにとっても家族にとっても、大きなメリットがあります。そして、在宅療養中の患者さんは、訪問診療や訪問看護などの医療サービス、訪問介護や訪問入浴、介護用品のレンタルといった介護保険サービスなど、さまざまなサービスを利用することができ、家族の負担を軽減しながら、より良い生活を送ることができます。

ところが、できるだけ自宅で過ごしたいという患者さんの意向があり、その気持ちに寄り添う家族や、在宅療養を支えるプロ集団である医療・介護関係者が献身的に関わっていても、在宅療養がうまくいかないケースもあります。

このような場合、なぜうまくいかないのか、関係者皆で話し合うのですが、解決策を見つけるのは容易ではありません。当然のことですが、100人の患者さんがいたら、100通りの家庭があり、それぞれ違った問題を抱えているからです。それに対する万能薬が存在するわけはありません。

在宅療養にもデメリットはある

一般的に多いのは、患者さんの介護と自分の生活との両立がうまくいかず、家族が次第に疲弊してくるケースです。

在宅療養開始当初は、患者さんのため、それを支える家族も希望に満ち溢れていて何事にも前向きに取り組めるのですが、患者さんの体調が悪化したり、自分自身の生活、すなわち仕事や家事などがうまくいかなくなったりして、お互いに笑顔が消え、強い言葉や態度でぶつかり合うようになり、家族が疲れ果てて患者さんを支えきれなくなって、在宅療養が困難となることがあります。家族から、患者さんの入院や施設入所の希望が出る場合も少なくありません。

また、家族が疲弊していなくても、病状の悪化とともに患者さん自身が在宅療養に不安を感じ、入院や施設入所を希望するケースもあります。

もちろん、在宅療養にも、入院・入所生活にも、それぞれメリットとデメリットがあり、最期まで在宅療養を選択することが最善とは限りません。

しかし、本心では在宅療養を希望しているのに、いろいろうまくいかず、次第に絶望的な気分になり、入院や施設入所を希望するようなケースでは、医療・介護サービスの提供が不十分なため患者さんが不安を感じているだけではなく、患者さん自身が、在宅療養のメリット＝「いつでも家族や親族、友人たちと会えること、自由に好きなように過ごせること」を十分に実感できていないのかもしれません。

次章では、このような「うまくいかないとき」の解決策を考えていきたいと思います。

第2章

療養生活がうまくいかないときこそ「笑い」を！

在宅療養によって家族関係が悪化してしまった事例

在宅療養の開始に伴い、家族と過ごす時間が増える方がほとんどです。介護休暇を取って家族の介護に専念する方も増えています。一緒に過ごす時間が増えることで、家族との仲が良くなる場合もあれば、逆に険悪になることもあります。

裸一貫から会社を立ち上げて大きく育て、仕事を引退して息子さんに引き継いだ糖尿病の患者さん（80代前半の男性）がいました。ストレスが溜まるとアルコールに依存してしまい、アルコールの副作用で膵臓の働きが悪化、膵臓から分泌されるインスリンの量が減少し、ますます糖尿病が悪化していました。さらに食生活が乱れ、インスリンを打ち間違えることも増え、高血糖、低血糖による意識障害のため病院に救急搬送されることを繰り返していました。

在宅療養がうまくいかないため、ケアマネジャーを中心に、主治医である私、訪問看護師、そして家族がそろい、患者さんを囲んで在宅療養について検討する「サービス担当者会議」が開催されました。出席した全員が、患者さんの体のことを心配していることを話して、少しでも生活を改善して体調を安定させることができるよう、考えられる限りのさまざまな提案を行いましたが、患者さんの表情は険しくなるばかりです。

最後に息子さんから、いかに患者さんのことを心配しているか、聞いている私たちも心を打たれるような温かいメッセージが伝えられました。さすがに患者さんも心を打たれるかと思ったのですが、実際にはまったくの逆効果で、「俺は誰の言うことも聞かない。ほっといてくれ」と臍を曲げてしまいました。

結局、それ以降も患者さんと家族の関係は改善せず、患者さんの意識を変える良い方法は見つからないまま、病状は悪化の一途をたどり、糖尿病の合併症である足壊《え》疽《そ》のため長期入院となり、そのまま自宅に戻ることはできなくなりました。

この患者さんの場合は、家族との関係性だけではなく、会社の創業者としてのプライドや、後継者である息子さんに対するわだかまりがあり、関係性がうまくいかなかったのだと思います。このように、家族や私たちがいくら努力しても、家族関係の改善が難しく、在宅療養が困難となるケースもあります。

この事例のように、家族関係が最期までまったく改善しないケースはごく一部です。実際には、在宅療養とその介護を通じて、大方の患者さんの家族関係は良くなると思います。たとえば、離婚や別居により家族関係が冷え切ってしまい、介護の面でとても心配していた患者さんの家族が、在宅療養とその介護を通じて強い絆を取り戻し、自宅で幸せな最期を迎えるといったケースを、私は何例か経験しています。

在宅療養がうまくいかないときの処方箋〝笑い〟

先ほど「万能薬は存在しない」と述べておきながら、やや矛盾するようですが、在宅療養がうまくいかないときの処方箋として有効なのが〝笑い〟です。

ここで誤解を招かないように述べておきますが、本書では〝笑い〟といっても、決して「ふざけた笑い」「人を小馬鹿にするような笑い」を推奨しているわけではありません。心の底から笑うこと、そして笑えるように努力する＝何でも前向きに考えて楽しむこと、そういったことをひっくるめて〝笑い〟と称しています。

笑いの効能についてはのちほど詳しく説明しますが、在宅療養中の患者さんにとっても、患者さんに寄り添う家族にとっても、さらには患者さんを支える医療・介護のプロ集団である私たちにとっても、笑いは、速効性も持続性もありながら副作用はほとんどない、すばらしい薬です。

患者さん自身が在宅療養のメリットを見いだせずに不安だけが募っていくとき、あるいは家族が疲弊して家庭内から笑顔が消えてしまったとき、さらには患者さんを支える医療・介護関係者の熱意が空回りして燃え尽きてしまいそうなとき、解決の糸口となるのが〝笑い〟です。

笑うこと、楽しむことで、あらためて在宅療養のメリットを実感し、絶望的な気分から救われる患者さんは決して少なくないはずです。そして、家族みんなが笑顔を取り戻すことで、患者さんを支える家族の心労も癒やされ、前向きに患者さんをサポートできるようになるでしょう。在宅療養がうまくいかないときこそ、笑いの力を信じて、危機を乗り越えていただきたいと思います。

つらい時間もいつかは終わる

私たち人間にとっての一番の苦痛は、つらい時間が「いつまで続くか分からない」ことではないでしょうか。在宅療養生活は、楽しいこと、良いことばかりではありません。つらい症状で苦しんでいる患者さんだけでなく、その患者さんを在宅で支える家族も、24時間体制で介護を続けなければなりません。心も体も休まる暇がなく、「いつまで続くのか」と絶望的な気分になることもあるでしょう。

そんなときに大事なのは「つらい時間がずっと続くことはない」と考えること、そして、つらいときこそ「楽しみ」や「笑い（笑顔）」を忘れないことです。

私は「早朝一人登山」を趣味にしています。といっても怪我をして診療に影響が出てはいけないので、初心者用の比較的安全な山を選ぶようにしています。

登山の最中、私は、在宅療養中の患者さんを介護している家族の皆さんの姿を想像

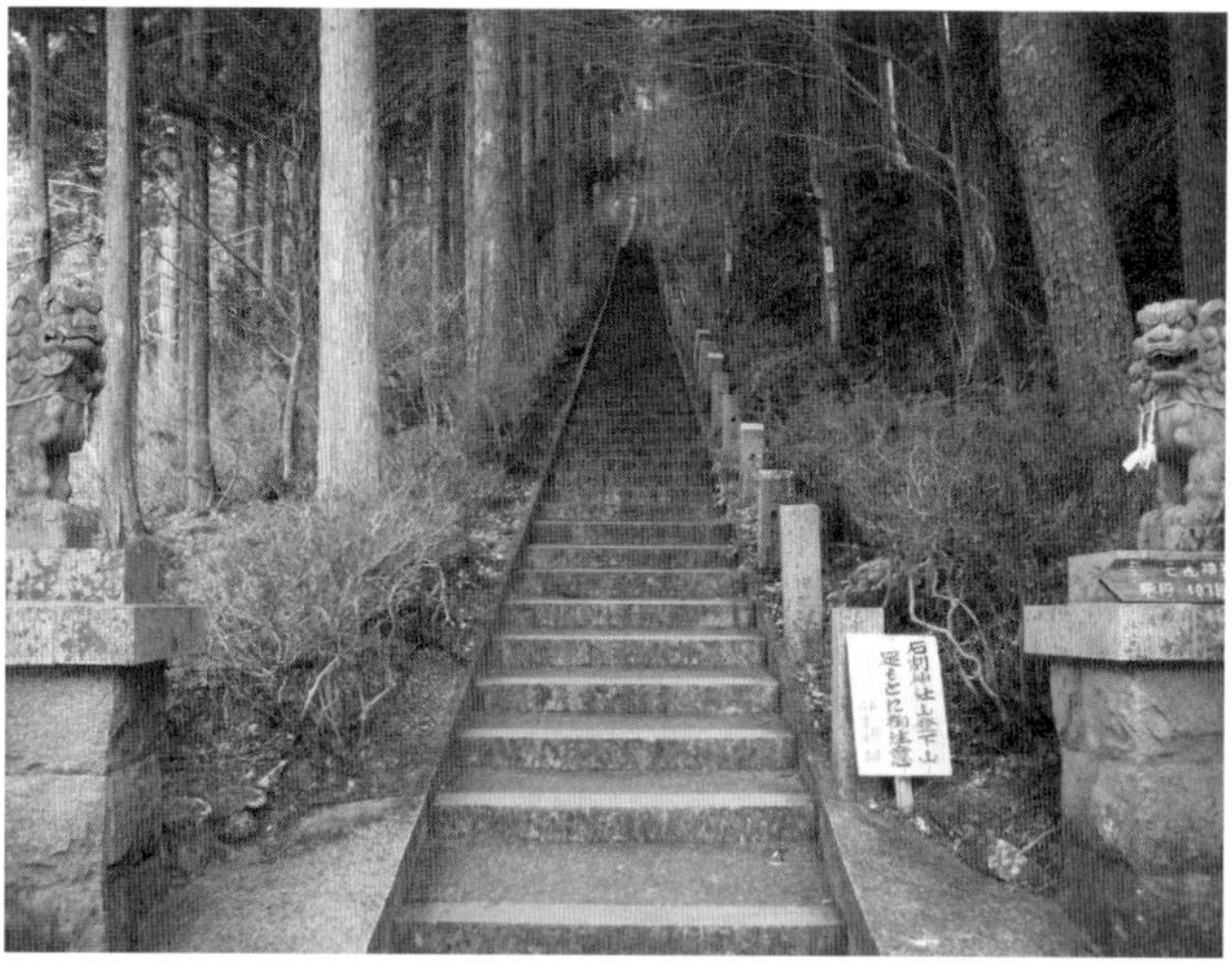

石割山の石段

することがあります。たとえば、私は先日、山中湖の近くにある石割山という山に登りました。登山難易度は「初級」とされています。しかし、なめてかかると出鼻をくじかれます。登山開始早々、約４００段の石段が待ち構えているのです。一段一段の段差が大きく、息が上がり、さらに足が上がらなくなってきます。階段の終点も見えず、いつまで続くのか、思わず絶望的な気分になります。

しかし、つらい急な階段がずっと続くわけはありません。階段を抜けるとしばらくは緩やかな山道となり、美しい木々の間から富士山や山中湖を眺めることができます。おいしい空気をたっぷり吸いながら気持ち良く登っていくと、その後、最後の難所が待っています。石割山の名のとおり、石の字に割れた巨大な岩がまつられた石割神社あたりから勾配がきつくなり、その後はまるで「けもの道」のような、視界が悪く、細く曲がりくねった急な斜面が続きます。

先が見えず再び絶望的な気分に襲われますが、木の根っこやロープにつかまりながら、休み休みなんとか登っていくと、突然ぱっと視界が開けます。ここが山頂です。晴天時、そこには、思わず息を飲むような美しい富士山と山中湖の絶景が拡がっています。つらい時間を乗り越えたからこそ得られる満足感、これが登山の醍醐味です。

つらい時間を抜けた先にある楽しみ

在宅療養中の患者さんを昼夜問わず24時間体制で介護している家族の皆さんは、先の見えない石段や急斜面を登っているかのようなつらい気分に襲われることもあると思います。時には、つらい時間が永遠に続くような絶望的な気分になることさえあるかもしれません。

しかし、実際にはそんなことはありません。必ず、美しい景色とおいしい空気を楽しめる穏やかな時間、そして、苦難を乗り越えて頂上の絶景にたどり着いたあとの幸せな時間が待っているはずです。

たとえば、認知症の患者さんの場合、徘徊や暴言、暴力がひどくなり、一生懸命介護をしても報われず、絶望的な気分に襲われるかもしれません。そういった症状に対し、やむを得ず「鎮静剤」のような薬を使用することもありますが、それは患者さんの人間性をも奪ってしまう可能性があり、治療をどうすべきか、家族にとっては難しい選択を迫られることになります。

しかし、そのような落ちつかない状態がいつまでも続くことはまずありません。家族を含む周囲の方の患者さんへの接し方、声の掛け方や生活環境の工夫などで、そのような症状の改善が期待できます。

また、認知症は少しずつ進行していきますが、それとともに多くのケースで患者さんは徐々に穏やかになり、徘徊や、暴言、暴力といった激しい症状は影を潜めていきます。

がんの終末期の患者さんの場合、がんの進行に伴い痛みがどんどん悪化したり、急に食事が取れなくなったり、身の回りのことができずにほぼ寝たきり状態になったり、急激に病状が悪化する時期があり、家族の心労と介護負担が急激に増大し、在宅療養を支え続けることに限界を感じるかもしれません。

しかし、そのつらい状態がずっと続き、誰も助けてくれないなどということは絶対にありません。病状は常に変化します。

在宅療養を支える医師や看護師は、たとえがん自体の治療は困難な状況だとしても、がんに伴う症状の緩和に全力をそそぎます。

代表的な症状である痛みに関しては、医療用麻薬をはじめ、鎮痛剤や鎮痛補助剤を正しい方法で十分量使用することで、強い痛みで苦しむ患者さんを救うことができます。薬を飲むことが難しくなっても、貼付薬や坐薬、持続皮下注などで、在宅でも安全に十分な量の薬剤を投与できます。

もちろん、患者さんの状態が改善し、絶望的な状況から抜け出すことが最善の経過ですが、不幸にして病状が悪化し、意識がもうろうとして苦痛を感じなくなり、最終的に死に至ることもあります。ですがそのとき、愛する家族を失った深い悲しみに包まれるのと同時に、穏やかに眠っているようなご遺体を見ながら、これ以上苦しむことがなくなって良かったとホッとする方も多くいらっしゃいます。

どんな形でがんが進行しようとも、患者さんの耐えがたい苦痛が持続し、悪化し続けるということはありませんし、そういったことがないように私たち在宅医は全力を尽くします。

同様に、家族の方の苦悩や重い介護負担がずっと続くようなことはありません。介護が大変な状況であれば、在宅療養に関わるすべての関係者が最大限知恵を振り絞り、家族の負担を軽減できるよう支援していきます。

どんなにつらい状況でも、つらい時間を抜けた先にある楽しみ、喜び、満足感、笑い（笑顔）は決して忘れたくないものです。

「在宅療養のメリット」を、在宅療養中のすべての患者さんと家族に実感していただきたいと思いながら、私たち在宅医は日々仕事を続けています。そして、在宅療養生活が終わり、患者さんを自宅で看取ったあとに、つらいこともあったけど楽しい時間だった、一緒にたくさん笑えた、とびきりの笑顔を見られた、病院じゃなくて家で過ごすことを選んで良かったと、心の底から実感していただきたいと思っています。

日常生活での笑いの大切さ

笑うことはとても大切なことであり、体にも良いことは、ほとんどすべての人が実感していると思います。

では具体的に、笑いはなぜ体に良いのでしょうか。

まず、笑いは「腹式呼吸の連続」です。お腹に手を当てて笑ってみるとよく分かります。「腹を抱えて笑う」「笑い過ぎて腹が痛い」といった表現もあります。腹筋を効果的に使う腹式呼吸自体がとても体に良いと考えられています。

そして腹筋だけではなく、笑いはまさに全身運動です。顔の表情筋から首の筋肉、胸の筋肉、そして足の筋肉まで、全身の筋肉を使います。笑いは非常に体に良い全身運動、有酸素運動なのです。

そして、笑うことによって誰もが気持ちが楽になると思います。

医学的にはたくさん笑うことでストレスホルモンと呼ばれるコルチゾールが減少することが知られています。良い運動をしてストレスが減少すると、血圧が下がり、血糖値が下がる、さらには中性脂肪が減るといった生活習慣病の改善効果も期待できます。

それに加えて、たくさん笑うことで血管内皮細胞の働きを改善させ動脈硬化を抑制するという研究結果もあります。

また、笑うことで痛みを改善するという研究結果もあり、たとえば関節リウマチなど慢性的に痛みを感じる疾患をもつ方や、がんの痛みを感じている方について、治療に笑いを取り入れることで痛み止めの量を減らすことができたというデータもあります。

さらに、在宅療養中の方でつらい症状が持続して抑うつ状態になるケースも少なくありませんが、笑いにはうつ病を予防したり改善したりする効果も認められています。

そして、最近注目されているのが認知症予防です。たくさん笑う人とほとんど笑わない人を比較すると、たくさん笑う人のほうが認知症になる確率が数倍少ないという研究結果もあります。

このように笑いにはさまざまな効果があり、私たちすべての人間にとって笑いは非常に重要なのです。

たくさん笑うと寿命も延びる？

笑いはとても良い運動であり、ストレスも減り、血圧も血糖値も下がる、動脈硬化も抑制する、ということは、たくさん笑うことでさまざまな病気を予防することができ、元気に長生きできるのではないでしょうか。

２０１９年、「Journal of Epidemiology」という権威ある医学雑誌に、笑いの頻度と死亡率に関する論文が掲載されました。これは、山形大学の研究チームが行った大規模な疫学研究で、山形県の７市の約１万７０００人を対象に、最大８年間の追跡調査を実施し、普段の生活における「笑い（大声で笑うこと）」の頻度と死亡率の関係について調べた結果の報告です。

そして、その調査によると月に1回も笑わない人は、週に1回以上笑う人に比べ、死亡リスクが約2倍になっていました。いい換えると、たくさん（週に1回以上）笑う人は、ほとんど（月に1回未満）笑わない人に比べて、死亡リスクは半分ということです。

この研究では、年齢や性別に加え、がんや糖尿病、高血圧などの疾患や、喫煙、飲酒の習慣など、死亡率に関わる疾患や生活習慣の影響を統計学的になくしたうえで分析しており、「笑いの頻度」が死亡率に関わる独立した要素であることが強く示唆される結果です。たくさん笑う人のほうが心血管系疾患（心臓病）の発症が少ないとのデータも示されており、たくさん（週に1回以上）笑う人たちのグループは、主に心血管系疾患による死亡が減少したため死亡率が低くなったと考えられます。

よく笑う人ほど死亡リスク低め

山大、1万7000人追跡調査

週1回以上笑う人は、月1回未満しか笑わない人に比べて死亡リスクが低い——。山形県民約1万7千人を追跡した研究成果を、山形大学医学部の研究グループが25日、発表した。山大によると、笑う頻度と健康に関する研究成果はこれまでも報告されていたが、今回のような大規模集団を長期間追跡した研究は珍しいという。

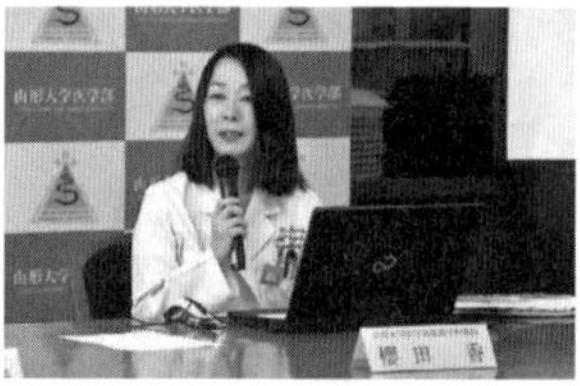

研究の成果を発表する桜田香教授＝山形市飯田西2丁目

2009年から最長8年にわたって、県内に暮らす40～77歳の約1万7千人に笑う頻度などを聞き、その後の健康状態などを追跡調査した。うち257人が死亡し、138人が心筋梗塞《こうそく》や脳卒中などの心血管疾患を発症した。

研究グループは、週1回以上の「よく笑う」と月1回以上の「たまに笑う」、月1回未満の「ほとんど笑わない」の3グループに調査対象者を分類した。

年齢や飲酒、喫煙などの影響を取り除いて死亡や心血管疾患の発症リスクを調べたところ、「ほとんど笑わない人」は、「よく笑う人」に比べて死亡リスクが約2倍高かった。また、「たまに笑う人」は「よく笑う人」に比べて心血管疾患の発症リスクが約1・6倍高かったという。

データを解析した桜田香教授によると、過去の研究では、笑うことで免疫に関わる細胞が活性化したり、血管の弾力性が改善したりするという報告があるという。「今後も追跡調査を継続し、笑いと、がんや認知症などほかの病気の発症リスクとの関係も調べたい」と話している。

（宮谷由枝）

出典：朝日新聞山形版２０１９年6月26日付

笑いの頻度と死亡率の関係

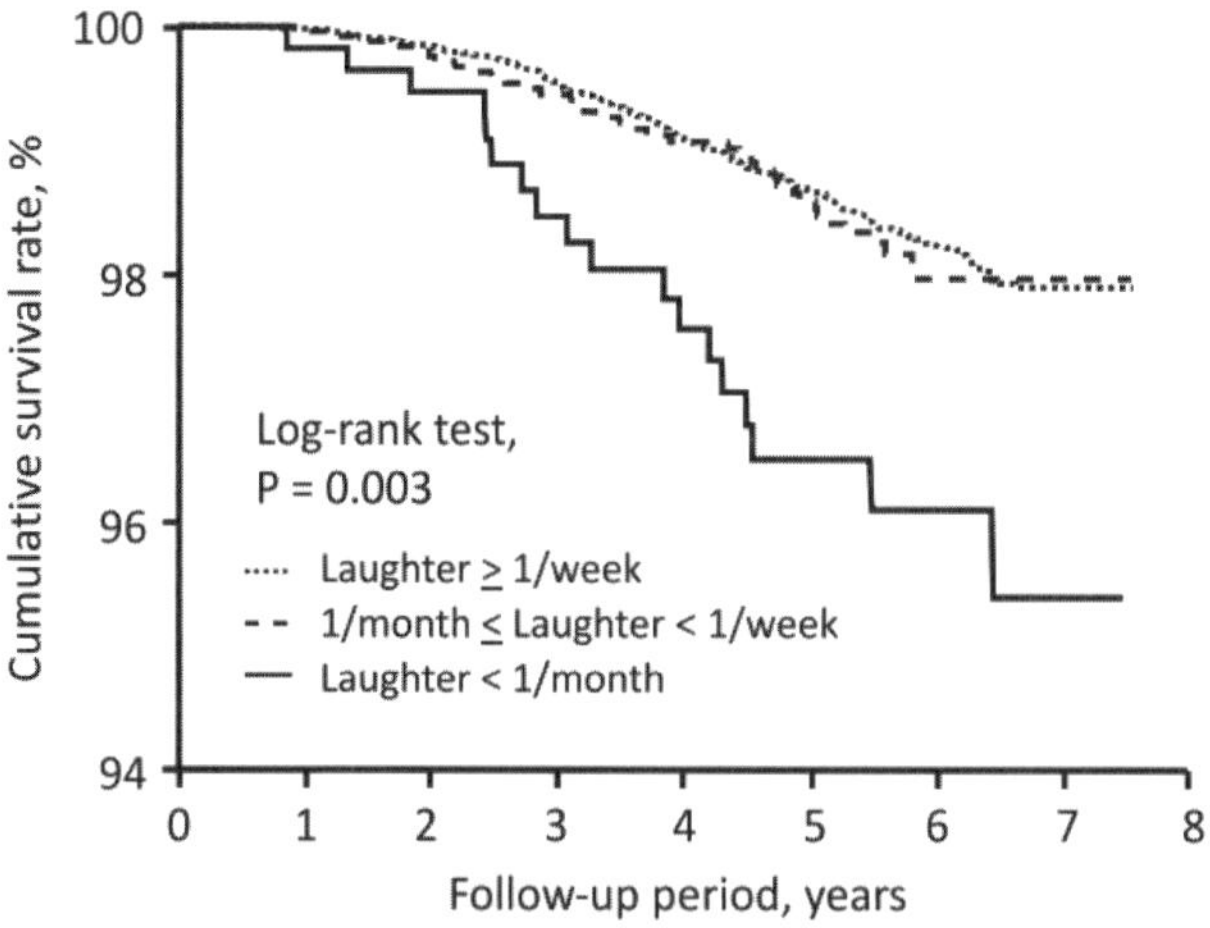

Figure 1. **Kaplan-Meier analysis of overall survival according to the frequency of laughter**

（Associations of Frequency of Laughter With Risk of All-Cause Mortality and Cardiovascular Disease Incidence in a General Population: Findings From the Yamagata Study. J Epidemiol. 2020; 30(4): 188–193.）
出典：「Journal of Epidemiology」２０１９年４月６日付

もちろん、「笑いの頻度」が本当に死亡率に大きく関わっているかどうか、この一つの研究結果だけで結論づけることはできません。医学的なエビデンスというのは、複数の信頼できる研究の結果が一致することが必要です。今後、他の研究も含めて医学的データをさらに深く分析し、「笑いの頻度」と死亡率との因果関係を理論的に詳しく究明していく必要があります。

でも、たくさん笑うと心血管系の疾患が減り死亡率が減少する、というのは、笑いの医学的な効果を考えると、当然のことではないでしょうか。今後、笑いと健康、死亡率などに関するさらなる研究が行われることを期待しています。

医学研究には多額の資金が必要です。開発に成功すると世界中で莫大な利益を生むような新薬の研究には多額の資金が投入されますが、笑いが健康に良いことを証明しても、誰もあまり儲かりません。強いていえば、お笑い芸人の皆さまの仕事が少し増えて、お笑い芸人を多数抱える大手芸能事務所が多少儲かるくらいでしょうか。大手芸能事務所の皆さまには、ぜひ、笑いと健康に関する研究に多額の資金を提供していただき、良いエビデンスが多数蓄積され、笑いが健康に良いという事実が世の中にもっと広まることを期待しています。

笑いは最高のコミュニケーションツール

笑いは体に良いだけではありません。人と人とのコミュニケーションを改善する効用もあります。

「笑いは伝染する」という言葉を使ったり聞いたりしたことのある人は多いと思います。誰かが笑うと、その周りの方も自然と笑顔になり、自ずと笑えるようになります。言葉が通じなくても、笑うこと、あるいは笑顔を見せるだけでも、心が通じ合えることが多いのです。

在宅療養している高齢者の方には、難聴の方も数多くいらっしゃいます。そのため筆談を用いることもありますが、筆談には非常に時間がかかり、視力障害や認知症により筆談が困難な方も少なくありません。そんなときこそ、笑いが重要です。

私が笑えば、ほとんどの患者さんは笑ってくれます。患者さんが笑えば、私も自然と笑います。お互いに笑えば、質問もしやすくなり、つらい症状を訴えることも容易になります。問診も、診察も、治療方針の説明も、雑談も、すべてがスムーズになるのは笑いのおかげです。難しい方法を使わなくても、笑うことだけで、コミュニケーションを改善することができるのです。

笑いでみんなが救われる

在宅医療の現場では、笑いはコミュニケーションを改善するだけではなく、周りのみんなが救われることがよくあります。

たとえば重い病気でつらい症状があり、常に険しい顔をしている患者さんがいたとします。介護している家族、主治医である私、あるいは訪問看護師など患者さんに関わるすべての関係者が、みんな同じように険しい顔で診察したり話をしたりしていると、患者さんの心身の苦痛は減少することなく、どんどん増していくかもしれません。

しかし、たとえば趣味の話など、患者さんが喜ぶ話をしたり、何か笑わせるような面白い話をしたりすることで、険しい表情をした患者さんを少しでも笑わせることができれば、その場にいる家族も私も、あるいは訪問看護師などの関係者も、みんなホッと救われたような気分になると思います。

ちょっとした笑いをきっかけに、場の空気が変わり、患者さんの表情が明らかに和らぐことは、私もしばしば経験します。そういった「ちょっとした笑い」を目指して、日々いろいろ工夫して診療を行っています。

私は、「楽しむ」「笑う」ということが、在宅療養の最も重要なキーワードであり、最大の目的であると考えています。在宅療養に関わる医療従事者や介護関係者は、患者さんや家族の笑顔を少しでも増やすことができるよう仕事をしている、そういってしまっても過言ではありません。たくさん笑いたいために在宅療養を選択する、そういった方が増えるといいと思います。

「笑ってはいけない在宅療養」なんて絶対にありません！

大晦日の夜に毎年恒例のお笑い番組が放送されます。たくさんの笑いの仕掛けがあり、主役の5人が笑ってしまうと厳しいお仕置きが待っているという内容で、タイトルは「絶対に笑ってはいけない○○○○」となっています。もちろん実際は、最初から最後まで大笑いして年を越す、楽しい番組です。

日本では、笑うことは時に「ふざけている」「不真面目」ともとらえられがちです。これは、昔の「武士道」や「お歯黒」などの文化が影響していると考えられています。表情を変えない、白い歯を見せないことが正しいことだと考える文化が根強いのかもしれません。私たちの日常生活でも、笑ってはいけないと考えられている場面は少なくありません。

お通夜やお葬式はその代表だと思います。学校の授業や仕事の研修中などでも、不必要に笑ってしまうと「真面目に話を聞け」と怒られてしまいます。免許証などの証明写真も、一般的に、笑っている写真はＮＧとされています。

しかし、在宅療養に関しては、「笑ってはいけない」などということは絶対にありません。

もちろん、在宅療養は楽しいことばかりではありません。次第に病状が悪化していく、また加齢により身体機能や認知機能が低下していく、そんななかで、患者さん自身も、介護している家族も、つらい想いをすることも少なくないでしょう。だからこそ、笑いが必要なのだと思います。これまでに述べてきたとおり、笑うことは本当に健康に良いのです。ストレス解消、生活習慣病改善、免疫力向上、疼痛改善、うつの改善、認知症予防など、笑いにはさまざまな効果があり、副作用はほとんどありません。

薬と比較しても、こんなに効果的で副作用の少ないものは存在しません。患者さんも家族も、在宅療養にはぜひ笑いを取り入れるべきだと思います。決してふざけて笑っているわけではないことは、患者さん自身、あるいは介護している家族自身がいちばん分かっているはずです。

普段介護しているわけではない遠方の親族などが、何かの拍子に、在宅療養に笑いを取り入れることについて批判をしてくるかもしれませんが、そんなことを気にする必要はありません。すべては患者さんのためであり、笑いが在宅療養を豊かなものにするのであれば、どんどん取り入れるべきです。

この文章を書いている私自身も、時には笑いを忘れてしまうことがあります。がんの末期状態の患者さんなどで、短期間で急激に状態が悪化していく場合、患者さんの深刻な訴えに耳を傾けながら、ついつい表情が険しくなってしまいます。

しかし、患者さんの在宅療養に関わる専門職である私たちこそ、常に笑いを忘れてはいけないと思います。

真剣な表情で患者さんの訴えを聞くことは、私たちの仕事のなかでも最も重要なことです。その訴えに対して、有効な治療法や対処方法が思い浮かばない場合もあります。

それでも私たちは、時に笑顔を交えながら、患者さんの気持ちに寄り添い、時に励ましたり、一緒に涙を流したり、正直に「良い治療法がないこと」を伝えつつ、つらい症状を在宅療養のなかで少しでも和らげるような前向きな過ごし方、楽しみや笑いのある生活を提案しなければなりません。私たちが笑顔を忘れてしまっては、目の前の患者さんを笑顔にすることなんて絶対にできない。そう思いながら、日々在宅療養中の患者さんを支える仕事を続けています。

ペットに癒やされる療養生活

在宅医療の現場では、毎日たくさんのペットと出会います。犬と猫がほとんどですが、たまに亀や蛇などの変わったペットを飼っている方もいて、驚かされることもあります。

多くの患者さんや家族にとって、ペットはまさに家族同然の存在です。そして、つらい症状を和らげてくれる「癒やしの存在」でもあります。がんの痛みで苦しんでいる患者さんでも、ペットと遊んでいる時間だけは笑顔を取り戻し、痛みも和らぐという方は少なくありません。

50代の乳がんの末期状態の患者さんがいました。日に日に病状が進行し、患者さんの苦痛の訴えも増えていくなか、自宅での重い診療風景を一変させてくれたのはペットたちでした。患者さんと真剣に話をしていたとき、ふと背後から気配を感じ、振り返ると、いつの間にか大きな犬と小さな猫２匹が姿勢を正して私の後ろに座っていました。一緒に真剣に話を聞いているように見えて、思わず患者さんと顔を見合わせて笑ってしまいました。

猫がいるのは知っていたのですが、普段の診察のときはどこかに隠れていて私の前に出てくることはありませんでした。飼い主さん＝患者さんと私が真剣に話しているのを見て、いても立ってもいられず、後ろに来て姿勢を正して話を聞いていたのだと思います。患者さんの硬い表情がほぐれて、私も気が楽になりました。

ペットが診療の邪魔をすることもよくあります。もちろん、悪気はありません。飼い主を守るために必死なのです。足が痛くて寝たきりになった患者さんの場合、診察しようとすると大きな犬が間に立ちはだかり、うなり声を上げて威嚇します。家族が必死で遠ざけようとしますが、犬も必死で抵抗します。

私が診察して足の痛みの部位や程度を確認することが、飼い主をいじめているように見えるようで、特に足を触ろうとすると激しく吠えます。もちろん、痛みの確認の診察は必要最小限にすることを心掛けています。

認知症の患者さんの場合、ペットの存在は時に非常に大きなものとなります。

アルツハイマー型認知症が徐々に進行し、家族から同居を勧められていましたが、断固として拒否し、一人でペットの犬と一緒に生活を続けていた患者さんがいました。

認知症が進行すると、次第に時間の感覚が失われ、毎日昼まで寝ていたり、昼夜逆転気味になったりする方も多くなります。

しかしその患者さんは、１日３回の犬の散歩を日課としており、雨の日も雪の日も、必ず早朝に犬に起こされて散歩に出掛けていました。認知症の進行を遅らせるためには運動がとても大事です。１日３回の散歩はややハードに思えますが、その患者さんの身体機能を維持するには十分な運動量であり、その効果かどうかは分かりませんが認知症の進行も非常にゆっくりで、まさにペットのおかげで独居生活が継続できているという状態でした。

愛犬のことを語る患者さんはいつも笑顔で、ペットが患者さんに笑いをもたらし、

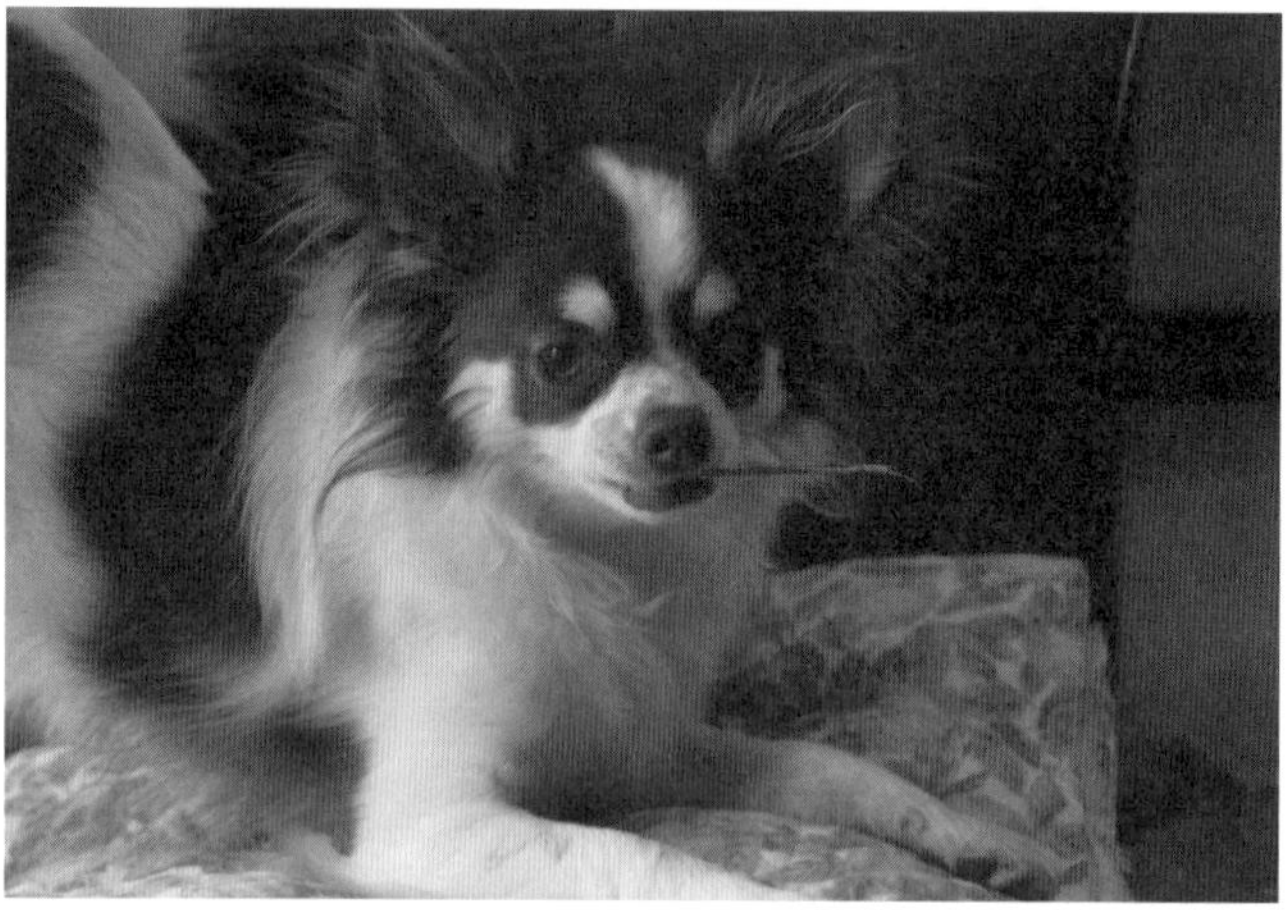

ペットが笑いをもたらすこともある

笑いが患者さんの健康維持につながっていると思われました。

ところがある日、患者さんとの会話の内容はほぼいつもどおりでしたが、患者さんの表情がいつもと違うことに気づきました。ふと隣の部屋をのぞくと、ケージの中にいるはずの犬がいません。詳細については聞けませんでしたが、何らかの原因で急逝したとのことでした。

その日を境に、患者さんの認知症は一気に進行していきました。散歩という日課がなくなり、生活リズムが乱れ、昼夜逆転気味になりました。初めは夜間に廊下などに放尿するようになり、次第に日中にもおかしな行動を取ることが増えていきました。記憶力は著しく低下し、１日２〜３回きちんと食事を取ることも難しくなっていきました。

初めはいわゆる「ペットロス症候群」による一時的な症状悪化と考えましたが、明らかに認知症自体がどんどん進行していき、愛犬の死から数カ月後、独居生活を諦めて特別養護老人ホームに入所することとなりました。

振り返ると、ペットの存在がいかに大きなものだったかが分かります。多くの患者さんにとって、ペットは癒やしや生きがい、笑いを与えてくれる、かけがえのない存在です。在宅療養中でペットを飼っている患者さんには、困難な状況でもペットは手放さず、良い関係を続けていただければと思います。

つらいときこそ趣味が笑いを取り戻す

私は、患者さんのお宅に診察にうかがうと、門や玄関から庭の様子、家の中の隅々まで、いろいろ興味をもってあちこち見てしまう癖があります。もちろん、すべてが診療に役立つからです。

道路から家、そして部屋に入るまでの段差やアプローチは、患者さんが自宅で生活していくうえで非常に大きな影響をもたらします。バリアフリーの自宅内では一人で不自由なく移動できても、ちょっとした段差が障害となり、まったく外出できなくなる方もいます。送迎付きのデイサービスに通う場合も、階段が多くて通路が狭く、一人の介助では送迎の車まで移動できず、二人で介助するなどの工夫が必要になる場合もあります。

玄関から家の中に入ると、さらに患者さんの日頃の生活の様子をうかがい知ることができます。特に、独居の方や、いわゆる「老老介護」の方の場合、家の中の衛生状態を含め、毎日どのように生活しているかが、健康状態や病気の治療に直結する重要な要素です。ガスコンロは危険ではないか、冷蔵庫にしまい忘れた食品や賞味期限切れの食品を食べていないか、入浴できていない様子だが、手すりや滑り止めのマットなどを使えば安心して入浴できるのではないか、自宅で転倒を繰り返しているが、ここに手すりがあれば、あるいはここの家具を移動させられれば転倒は減らせるのではないか、などといろいろなことを考えながら部屋の様子を隅々まで拝見しています。

そのような生活環境の確認だけではなく、患者さんや家族にできるだけ笑いを忘れずに生活していただくために、そのヒントとなるようなものがないか、ついキョロキョロと家の中を観察してしまいます。

特に、患者さんの趣味に関わるものを探すことは大事だと考えています。患者さんに直接「趣味や楽しみはありますか」と尋ねても、なかなか答えてもらえないことも多いのです。病状が悪化してこんなにつらい状態なのに何を言っているのかと、不信感を抱かれることすらあります。でも、病状が悪化したり、介護が必要な状態になったりしているからこそ、趣味や楽しみが大事なのだと思います。

たとえば、自宅のあちこちに、北欧風の雑貨やミニチュアの建物を飾っている患者さんがいました。詳しくお話をうかがうと、もともと違う商売をしていたが、趣味でヨーロッパを旅行してかわいい雑貨などを購入し自分の店で販売するようになったところ、それが大好評となり、北欧の雑貨の販売がメインとなった、夫婦二人で買い付けに行くのが楽しくてしょうがなかったと、楽しい思い出をたくさん話してくれました。

高齢のため徐々に筋力低下が進み、ちょっとした段差で転倒するのが怖くて自宅からほとんど出なくなり、ますます体力が落ち、家に引きこもって刺激のない生活を続けているためか、認知機能の低下が見られるようになり、夫婦での会話も少なく、表情も乏しく、いつも不安そうな患者さんでした。

しかし、家の中の様子をよく観察したことがきっかけで、昔の仕事兼趣味の話が盛り上がり、ようやく患者さんの笑顔を取り戻すことができました。たくさん会話をすることが、きっと認知機能の改善にも役立つはずです。

前述のとおり、病院への通院を続けながら、日頃の健康管理のため訪問診療を併用する患者さんもいます。ただ、病院の主治医への信頼が厚く、患者さん自身としては訪問診療の必要性をあまり感じていない場合もあります。

在宅医である私とのお付き合いが始まってから日が浅く、まだ私に心を開いてくださらない患者さんがいました。その日も患者さんは硬い表情で、あまりしゃべらずに布団に横になっていましたが、着ているTシャツを見て、私はすかさず「山登り、お好きなんですか？」「鍋割山の鍋焼きうどん、本当においしいですよね！」と話し掛

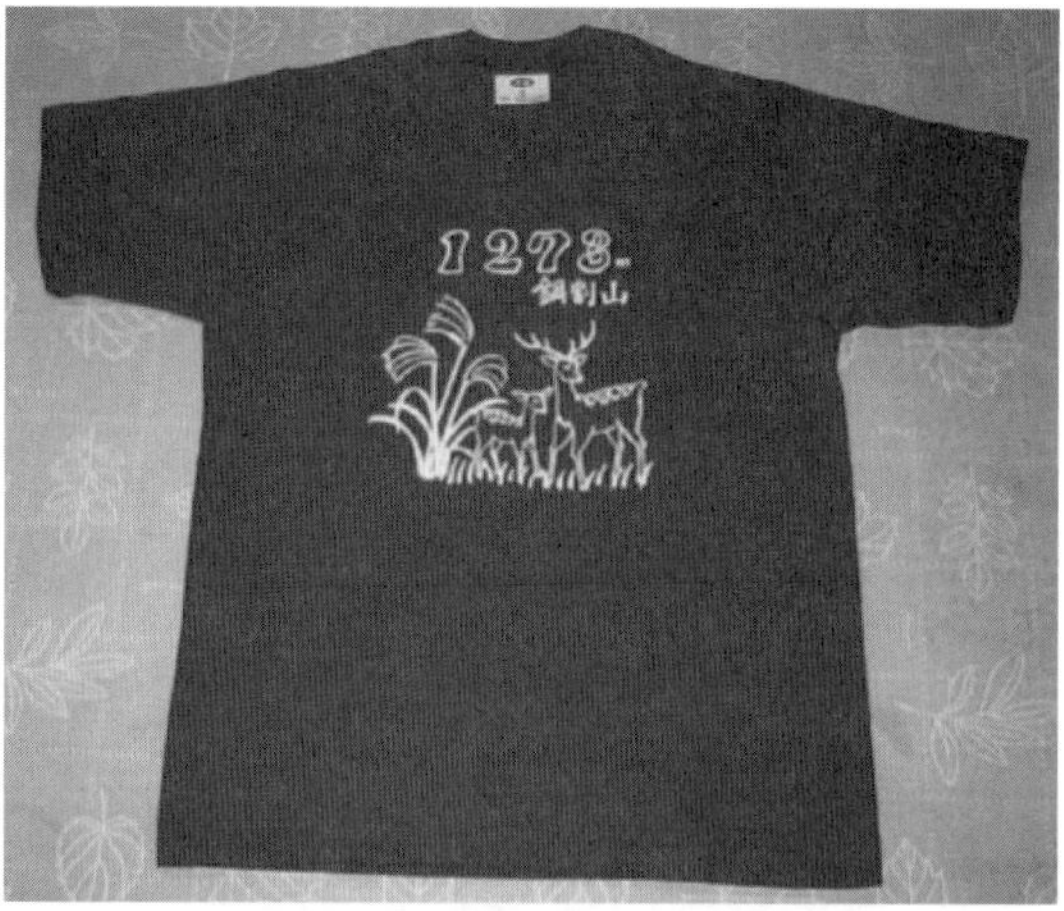

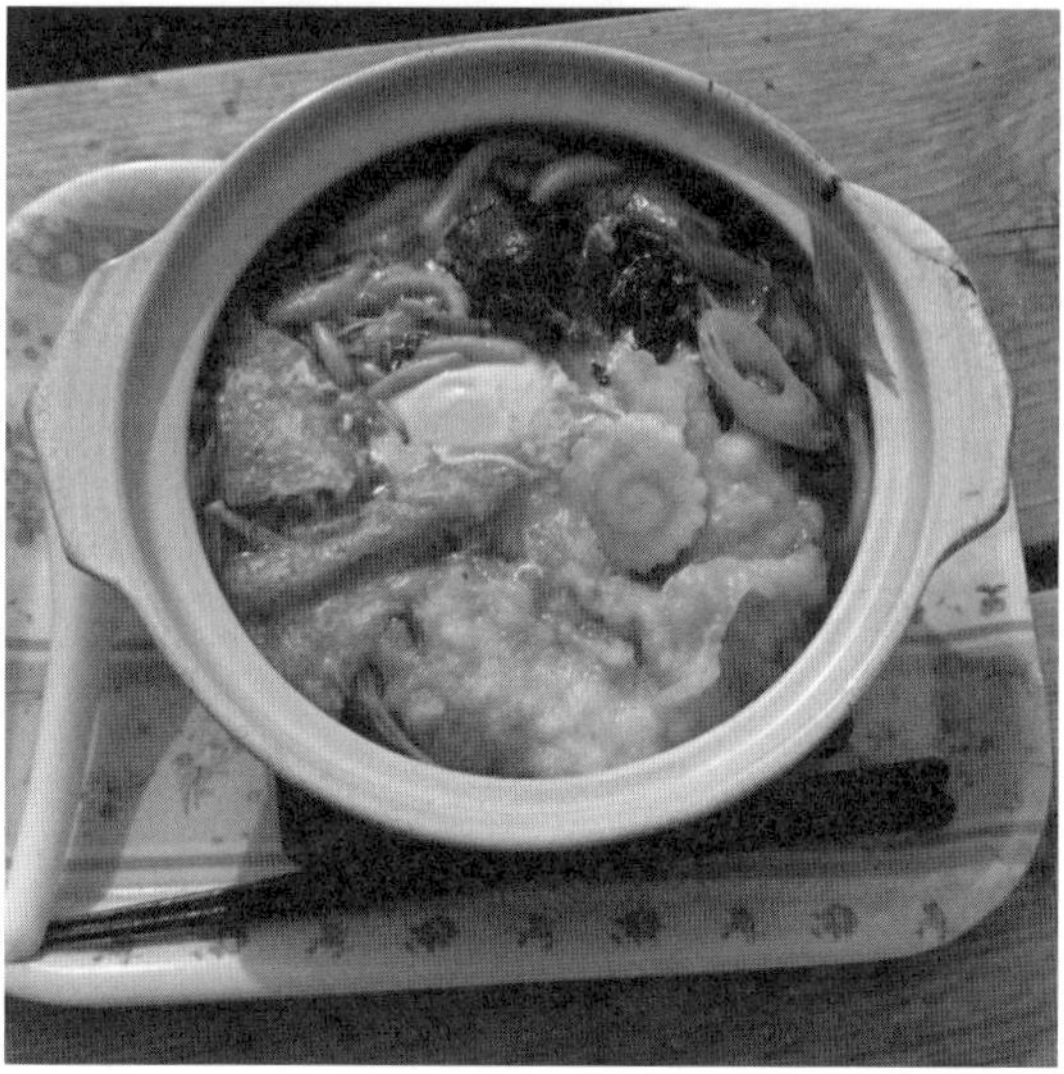

鍋割山Ｔシャツと名物の鍋焼きうどん

けました。

患者さんは、神奈川県の鍋割山の山頂にある山荘で購入したというTシャツを着ていたのです。それまで反応が鈍かった患者さんは、急に目を大きく見開いて「先生も山が好きなんだね！」と笑顔でうれしそうに答えてくれました。鍋割山山頂への長い道のりと、そこで味わえる名物の「鍋焼きうどん」の話で、患者さんと一気に打ち解けることができ、ようやく本当の「主治医」になることができました。

私たち在宅医にとって、質の高い問診こそが、質の高い診療を行うために最も重要なものだと思います。なぜなら、在宅医療では病院と比べて検査の実施体制に限界があるからです。

家の中や患者さん本人を細かく観察することなどで、ちょっとしたきっかけを見つけ、患者さんが心から笑顔になれる話題にたどり着ければ、患者さんとのコミュニケーションは大幅に改善し、心を開いて何でも話してくれるようになり、質の高い診療へとつながります。

それだけでなく、趣味や楽しみを忘れていた患者さんに、笑いを取り戻すことで、苦痛の緩和などの治療に直接役立つことも多いはずです。日頃の診療においても、常にアンテナを張り巡らせて、患者さんの「笑いの種」を探し回っていきたいと思います。

思わず笑顔になる故郷の話

趣味も特になく、家族や友人との交流も少なく、ペットもおらず、なかなか「笑いの種」を見つけることができない患者さんもいます。特に、日本の高度成長期をがむしゃらに支え、仕事一筋で生きてきた男性の方に多いようです。

そんなとき、私は患者さんに出身地がどこか尋ねます。私が訪問診療を行っている地域では、地方出身で、仕事の関係で東京などの都市部に移ってきた方が多いようです。出身地や、長く過ごした思い出の土地を聞き出したあと、いかに話を膨らませることができるかが勝負だと思っています。

私は子どもの頃から地理の勉強が好きで、地図や鉄道時刻表の路線図を眺め、各地の地形や風土、産業や特産品、観光地や歴史に興味をもち、自然と知識を蓄えていきました。旅行も大好きで、学生のうちに47都道府県を制覇し、その後も時間を見つけていろんな所に出掛けるようにしています。日本は狭くて交通機関が発達しているので、日帰りあるいは1泊2日でどこへでも行けます。

出身地や思い出の地で、何か共通の話題があれば、会話が盛り上がることは間違いありません。硬い表情の患者さんも、必ず表情が和らぎ、徐々に笑顔が見られるようになります。昔の懐かしい思い出や楽しい記憶を引き出すことこそが、私の大事な役割です。それは必ず患者さんに笑いをもたらし、つらい症状を和らげることにつながると信じています。

方言も効果的です。私は大阪出身ですので、普段は標準語で話しており、だんだん関西弁の正しいアクセントが分からなくなってきましたが、関西弁の方と話すと、すぐに自然な関西弁がよみがえってきます。患者さんや家族と、関西弁でその土地の話題を話すことができれば、盛り上がることは必至です。また、私の両親は九州出身ですので、九州の言葉や地理にはなじみがあり、わりと得意にしています。

どこの出身の患者さんとも、その土地の話題で盛り上がり、患者さんの良い思い出を引き出して笑顔にすることができるよう、地理の勉強や旅行は今後もできるだけ続けていきたいと思います。

代替療法との付き合い方～お金と時間を大切に～

在宅での療養を考えるうえで「代替療法」との付き合い方についても触れておかなくてはなりません。

主にがんの患者さんで、病気の進行に伴い、手術や抗がん剤治療、放射線治療などの適応がなくなり、緩和ケアに専念するよう主治医の先生から説明を受けたあと、免疫療法やサプリメントなどのいわゆる代替療法に精力をつぎ込む方がいます。

代替療法と一口にいってもさまざまなものがあり、たとえば鍼治療などの東洋医学の治療であれば、費用もそれほど高額ではなく、副作用のリスクも低く、症状の緩和にはある程度有効であるため、主治医と相談して治療を併用することは問題ないと思います。

しかし、「がんがみるみる小さくなる」「末期がんが治った」などと謳う治療（免疫療法やサプリメント）には要注意です。そういった治療には、効果があるというエビデンスがまったくありません。エビデンスがあれば、がんの標準治療（＝現時点で考えられる最善の治療）に採用されるはずです。

そして、そのような治療のなかには、非常に高額で、営利目的のためにやっているとしか思えないものも数多くあります。がんが進行して治療が困難となり、残された時間も限られるなか、大金をつぎ込んで遠方の医療機関に通い、経済的にも困窮し、通院で疲れて一気に体調が悪化する、そんな姿は見るに堪えません。

「抗がん剤の効果はもう期待できない、中止して緩和ケアを続けましょう」といった主治医の方針に納得がいかない場合は、セカンドオピニオンを求めてください。そして、治療のことだけでなく、残された人生をどのように過ごすのか、冷静に考えることが必要です。

代替療法に大金をつぎ込み多くの時間を費やすより、そのお金を楽しむことにつぎ込んで、残された人生、最大限楽しく笑って生きる、そんな生き方もあるのではないでしょうか。

より良い人生のために、最善の最期を考える

２０１９年秋に厚生労働省がつくったポスターに批判が殺到し、回収に追い込まれたという話題を覚えている人もいると思います。そのポスターは、「アドバンス・ケア・プランニング（ＡＣＰ）」の愛称である「人生会議」というものを普及させるために作成されたものです。アドバンス・ケア・プランニング、すなわち人生会議とは、一言でいうと、「人生最後の時期の過ごし方を前もって考えておくこと」です。

このポスターの是非はさておき、人生会議の重要性は、揺るぎないものです。しかし、このポスターが激しい批判にさらされたように、日本では死について考えること自体がタブーという文化が根強く残っていると思わざるを得ません。その理由はいろいろ考えられますが、宗教的な視点の欠如、すなわち日本人の大部分が宗教的な観点から死について考えることが少ないということが挙げられると思います。

ここで誤解してはいけないのは、人生会議は決して「死に方」を考えるというネガティブなものではないということです。より良い人生を考えるうえで、人生最期の時期の過ごし方を考えておくというのは、とても前向きな考え方だと思います。

アドバンス・ケア・プランニング（ACP）

「アドバンス・ケア・プランニング（ＡＣＰ）」について、もう少し詳しく紹介します。
「アドバンス・ケア・プランニング」は、「事前のケア計画の立案」と訳せるとおり、先々の医療・介護サービスについて計画を立てる取り組みの一つですが、その大きな目的は、患者さんの意思を尊重することにあります。将来、患者さんの意思決定能力が低下したときに備えて、医療・介護従事者が患者さん自身や家族とあらかじめ話し合い、患者さんの意思が確認できない状況下でのケア（医療・介護サービス）の目標や、治療・療養の内容について計画を共有していくことを意味します。

ＡＣＰは、基本的に「患者さんの意思決定能力が低下したとき」を想定しています。

そこから、話し合われる内容は、たとえば「自宅で最期を迎えたいか、そうではないか」や「急変したときに延命治療をしてほしいか、してほしくないか」といった、終末期に関わるテーマが多くなります。

しかし、私は在宅医療に関わっている立場から、ＡＣＰにおける患者さんの意思を、より広い意味でとらえてもよいのではないかと考えています。

療養中であっても、患者さんには自分自身の生活があります。すなわち、ＡＣＰのテーマには、人生の最終段階を「どのように迎えたいか」だけでなく、療養中の生活や、自分の人生そのものについて、「どのように過ごしたいか」「どのように生きたいか」といった内容が含まれていると思うのです。

これは、治療が中心の病院ではなく、患者さんの生活の場が舞台となる在宅医療だからこそ追求しやすいテーマなのではないかとも思います。

また、ＡＣＰのメリットとして見落とせないことに、「専門家の関与」があります。家族で話し合い、患者さんの意思を共有するだけでも、非常に大きな意義がありますが、それに加えて、医療や介護の専門家を交えて話し合う機会があれば、患者さんや家族は、病気やそのケアについて、正しい知識を前提にして考えることができます。ネット上などには無責任な医療情報が溢れています。特にがんについては、その傾向がはなはだしいと思います。

そのため、患者さんや家族が正しくない情報に振り回され、そのときの病状や治療の効果、将来たどる経過などに対して誤った先入観をもってしまいがちです。

そこで、比較的早い時期から、専門家を交えたＡＣＰを行っていれば、患者さんや家族はおかしな情報に惑わされずに考えることができ、将来的に「イメージと現実とのギャップ」に苦しめられることが少なくなります。

つまり、正確な現状認識を踏まえて、「どのように過ごしたいか」「どのように生きたいか」を前向きに考えることができるのです。

人間の本質と苦しみ～笑いが人を救う～

アドバンス・ケア・プランニングについて知っておくことは、療養生活をより良いものにするためにとても大切なことですが、もう一つ、「緩和ケア」「痛み」についてもここで詳しく触れておく必要があります。

私たち在宅医は、苦痛を緩和する「緩和ケア」こそが、在宅療養をしている患者さんのために最も重要なことだと考えています。ただし、人間にとっての苦痛とは、とても複雑な多くの要素が入り交じったものです。一般的には、心と体の苦痛という2つの概念で考えることが多いのですが、緩和ケアの世界では、身体的苦痛、精神的苦痛、社会的苦痛、そしてスピリチュアルペインという4つの概念に分けて考えます。

身体的苦痛は疾患により実際に生じている痛みであり、いちばん理解しやすい痛みだと思います。

精神的苦痛は、病気が進行して身体的苦痛が増大していくことや、近いうちに死を迎えることに関する不安やいらだち、うつ、孤独感、怒りなどの感情です。

それらに加えて、社会的苦痛と呼ばれる、たとえば、病気のせいで仕事を失い収入が途絶えること、親としての役割を果たせないこと、遺産相続で揉めることなどが、多くの患者さんにとっての苦痛となっています。

もう一つのスピリチュアルペインとは、生きる意味や自分の存在価値に関する悩み、罪の意識や死への恐怖など、人間の本質に関わる苦痛です。スピリチュアルペインについては、精神的苦痛との区別がつきにくいのですが、この本のなかでは少しだけ分かりやすく「自分らしさの喪失」「アイデンティティの不安」ととらえたいと思います。

いわゆる心と体のケア、精神的苦痛と身体的苦痛の緩和については、医療の発展に伴い、薬物治療を中心とした十分な治療が行われるようになりました。

しかし、それだけでは不十分です。

社会的苦痛の緩和については、私たちのような在宅療養を支援する専門職だけではどうしようもないような、社会保障制度や雇用の問題、民間の保険、家族や親族との関係性などが関わってくるため、容易ではありません。

そして4つめのスピリチュアルペインに関しては、私はまだまだ未熟であり、効果的なケアの方法をもち合わせているわけではありません。時に宗教的なアプローチが有効とされており、たとえばキリスト教を信仰している患者さんの場合、牧師さんに訪問してもらい、キリストの教えについて、特に死とはどういうものかについて話をしていただくことで、スピリチュアルペインが緩和され穏やかに過ごすことができる場合もあります。

こうした苦痛は人間の本質に関わっており、薬で簡単に癒せるものではありません。そこで緩和ケアも、患者さんに全人的に向き合い、苦痛そのものは消え去らなくても、それに向き合う前向きな気持ちをもっていただけるように誠意を尽くす、といったものになります。

笑いは療養生活を前向きなものにする

たくさんの在宅療養中の患者さんと触れ合うなかで、日々確信していることがあります。それは、これまで何度も強調してきたとおり、「笑いは療養生活を前向きなものにする」ということです。

在宅医療の対象となる患者さんは、その多くが私よりもずっと年上のご高齢の方です。私よりもずっと豊富な人生経験があり、さまざまな人との出会いと別れ、人生のつらいことも楽しいこともたくさん経験しています。そのような患者さんとさまざまな話をすることは、本当に楽しいことです。日々、患者さんの話で勇気づけられ、いろいろなことを学ばせていただいています。

特に、笑顔で昔の楽しい話をしている患者さんは、本当にいきいきとしていて、先ほどまで険しい表情で訴えていたさまざまなつらい症状がどこかに飛んでいってしまったかのようです。私がうまく相槌を入れながら、患者さんに気持ち良く話をしてもらい、患者さんにつらい症状を忘れて楽しく過ごしてもらう、これも大事な治療、緩和ケアだと思っています。

一方、私と同じ年代あるいは私よりも若い患者さんもたまにいます。その多くは、若くしてがんなどの重い病気を発症し、重篤な状態で在宅療養を続けている方です。

本来であれば、家族のこと、仕事のことなど、やりたかったことがたくさんあるはずです。しかし、そんなつらい状況のなかで、明るく前向きに生きている患者さんもいます。そのような患者さんの、明るく前向きな姿勢、そして前向きなメッセージは、私たち医療従事者を本当に勇気づけてくれます。

腹部のがんを発症した女性Aさん

私はこの本のなかで、私がこれまで担当した患者さんとのたくさんの楽しいエピソードを紹介したいと思っています。そのなかで最も印象に残っているのがAさんにまつわる話です。

Aさんは私と同世代の女性で、若くして腹部のがんを発症しました。子宮や卵巣の摘出を余儀なくされ、子どもを産むことができなくなり、配偶者も離れていき、母親と二人で身を寄せ合って生活していました。

私が在宅での診療を開始したときには、がんが腹部全体に拡がり、胃腸がほとんど動かず、飲食物が腸の途中で詰まってしまう状態となり、食事で栄養を摂取することが難しいため、食事の代わりに高カロリーの点滴を続けていました。

食事をしなくても胃腸には消化液が分泌され、それが溜まってくると嘔吐するようになります。そのため、首から食道・胃を通って小腸にまでつながる管を留置し、消化液などの腸内の老廃物を体の外に出す処置を続けていました。

そのような状態なので、少しだけ食べたり飲んだりしていましたが、それは消化されず留置している管から外に排出されるだけです。ちょっと多めに食べたり飲んだりすると、管からは十分に排出できず、嘔吐してしまいます。おいしいものを食べたい、飲みたいという希望が叶えられない、それはすべての人にとって本当につらいことだと思います。

好きなことができればつらいことも忘れられる

彼女は、昔ながらの、とある乳酸菌飲料が大好物でした。それを飲むと、子どもの頃の楽しい思い出がよみがえり、つらいこともしばらく忘れられるそうです。しかし、ついそれを多めに飲んでしまい、嘔吐してしまう、そんなことがたびたびありました。私は、嘔吐するということは大変な苦痛なので、無理せずに少しずつ口にして、味を感じる程度にとどめたほうがよいのではと伝えました。

しかし、彼女は笑顔で「これを飲んで吐くのは全然つらくないんです」と言いました。飲むときだけでなく、吐くときにも味を感じられる、二度幸せな気分になれる、だから全然つらくない、と屈託のない笑顔で話す彼女を見て、私も思わず笑顔になりました。どんなつらいときでも笑顔で前向きに生きようとする、彼女の芯の強さを実感するとともに、笑いの療養生活への効果について学びました。

Aさんは、もともと食べることが大好きでした。病状が悪化し外出が難しくなってからも、テレビやインターネットで評判のおいしい食べ物を注文して家で楽しむことが大事な趣味だったようです。

しかし、いよいよ自分で食べることが難しくなり、自宅にはさまざまな食べ物が残されていました。ある日彼女は私に辛いインスタントラーメンを手渡して「先生がもし辛いものが大丈夫なら、これを私の代わりに食べてください」と言いました。

患者さんから何かを受け取ることは良くないと思い、一度はお断りしたのですが、「先生に食べてもらって感想を聞いて、私が食べている気分になりたいんです」と笑顔で言われると、もちろん断ることはできませんでした。せっかくいただいたからには、真剣に食べて、本当に彼女自身が食べた気分になれるよう頑張って〝食レポ〟しようと決めました。

私はもともと辛いものが大好きで、ラーメンも大好きなので、いただいたラーメンは本当においしかったです。ただ、私は特にグルメではなく、もちろん食レポのようなことをした経験などはありません。次の診察のとき、彼女とお母さんに、精一杯、いただいたラーメンのおいしさを伝えました。きっと、初めて食レポを担当した新人アナウンサーのように、とてもぎこちなく味の解説をしていたことでしょう。ただ、そのぎこちなさも含めて、とてもうれしそうに笑ってくれました。

本当に楽しい時間で、しばらくの間、彼女は病気の苦痛を忘れ、彼女のお母さんは介護のつらさを忘れることができたと思います。

その次の診察時には「テレビでおいしいって言ってたから」ということで、レトルトの麻婆豆腐をいただきました。2回目だったので、少し上手に食レポできたようで、彼女は涙を流さんばかりに大喜びして「本当に自分が食べている気がしてきた」と言って笑ってくれました。私は今でも時々その麻婆豆腐を食べて、彼女の笑顔を思い出しています。

笑うことでつらい症状が緩和される

しかし、そんな笑顔が溢れる在宅療養生活も長くは続きませんでした。がんが進行し、腹部全体の痛みが強くなり、医療用麻薬の量がどんどん増えていき、また貧血も進行して、意識が次第に混濁していきました。最後まで周りのすべての人に感謝の気持ちを伝え続け、ある年の大晦日、彼女は静かに息を引き取りました。後日、彼女が生前に書いていた私宛の手紙を家族から受け取りました。その一部を原文のままで引用します。

「先生の立場から見たら、病人のほうが気をつかう、無理するなんて、おかしいと思うかもしれないですが、私は自分の周りの人の笑顔がうれしいのです。これからも、先生、看護師さん、母、私で雑談を少ししながら、『笑』っていたいのです」

今、あらためてこのお手紙を読み返し、「笑いは療養生活を前向きなものにする」ということを確信しています。彼女のように「笑いたい」「笑わせたい」という気持ちが、直接的に自身の療養生活を前向きなものにするだけでなく、笑うことで実際につらい症状が緩和され、また周囲を笑顔にすることで周りの人たちも前向きな気持ちになり、その良い効果が自分に戻ってくる、それによりさらに前向きに療養生活を送れる、まさに「笑いの好循環」みたいなものが生まれるのではないかと思います。

療養生活において、病状が悪化してつらい症状が出現しているときにこそ「笑い」や楽しみを忘れない、そんな生き方でつらい症状を乗り超えている方がたくさんいます。私は心から「笑い」の力を信じています。少しでも自分の患者さんや家族が笑顔になれるよう、毎日努力していきたいと思います。

第3章

療養生活を笑顔で送るために――
サポートしてくれる「在宅医療チーム」を知ろう

住み慣れた地域で最後まで～介護予防教室から始まる地域包括ケア～

長期にわたり安心して在宅療養を継続するためには医療体制の充実だけでは不十分です。患者さんの生活全般のサポートが必要となりますが、家族だけでサポートするのでは、家族がいずれ疲弊してしまう可能性も高いですし、介護している家族自身が体調を崩すこともあります。

そこで、安定した在宅療養には、介護保険サービスを中心とした地域でのサポートが必須です。

皆さんは「地域包括ケアシステム」という言葉をご存じでしょうか。

これは、厚生労働省の政策の一つで、厚生労働省のホームページには「団塊の世代が75歳以上となる２０２５年を目途に、重度な要介護状態となっても住み慣れた地域で自分らしい暮らしを人生の最後まで続けることができるよう、住まい・医療・介護・予防・生活支援が一体的に提供される地域包括ケアシステムの構築を実現していきます。」と記載されています。

少し分かりにくいのでいい換えてみると、住み慣れた地域＝おおむね公立中学校の校区単位＝歩いていけるくらいの範囲を目安に、それぞれの地域で、要介護の方がさらなる介護度の悪化を防ぐためのデイサービス、在宅療養中の方が短期的に宿泊できるショートステイ、ヘルパーを自宅に派遣する訪問介護事業所、あるいは看護師による医療・介護の専門的ケアを提供する訪問看護ステーション、高齢者が必要に応じて介護保険サービスを受けながら安心して生活できるサービス付き高齢者住宅、自宅での生活が困難となった方の入所施設などを整備し、地域の拠点病院やかかりつけ医、在宅医とも連携することで、高齢者が最期まで住み慣れた地域で過ごせる仕組みがつくられてきています。それが「地域包括ケアシステム」です。

地域包括ケアシステムの要となるのは「地域包括支援センター」です。皆さんが住んでいる地域にも必ず管轄の地域包括支援センターが存在するのですが、ご存じでしょうか？

ご存じない方は、ぜひ住んでいる地域を管轄している地域包括支援センターを調べていただき、どのようなことをしているのか、興味をもっていただければと思います。

地域包括ケアシステムの入り口、そして介護保険サービスの入り口は「介護予防教室」です。皆さんが住んでいる区市町村や地域包括支援センターが、体操や脳トレ、健康講座など、元気な高齢者がいつまでも元気に過ごせるよう、そして要介護状態になることをできるだけ防げるよう、さまざまな介護予防教室を開催しています。私も時々、各地の地域包括支援センターから依頼を受け、健康に関するお話と「笑いヨガ」を組み合わせた介護予防教室を開催しています。

介護予防教室など、地域の健康に関する活動に興味がある方は、地域を管轄している地域包括支援センターに問い合わせてみてください。

地域包括ケアシステム

○ 団塊の世代が 75 歳以上となる 2025 年を目途に、重度な要介護状態となっても住み慣れた地域で自分らしい暮らしを人生の最後まで続けることができるよう、**住まい・医療・介護・予防・生活支援が一体的に提供される地域包括ケアシステムの構築を実現**していきます。

○ 今後、認知症高齢者の増加が見込まれることから、認知症高齢者の地域での生活を支えるためにも、地域包括ケアシステムの構築が重要です。

○ 人口が横ばいで 75 歳以上人口が急増する大都市部、75 歳以上人口の増加は緩やかだが人口は減少する町村部等、**高齢化の進展状況には大きな地域差**が生じています。

地域包括ケアシステムは、**保険者である市町村や都道府県が、地域の自主性や主体性に基づき、地域の特性に応じて作り上げていく**ことが必要です。

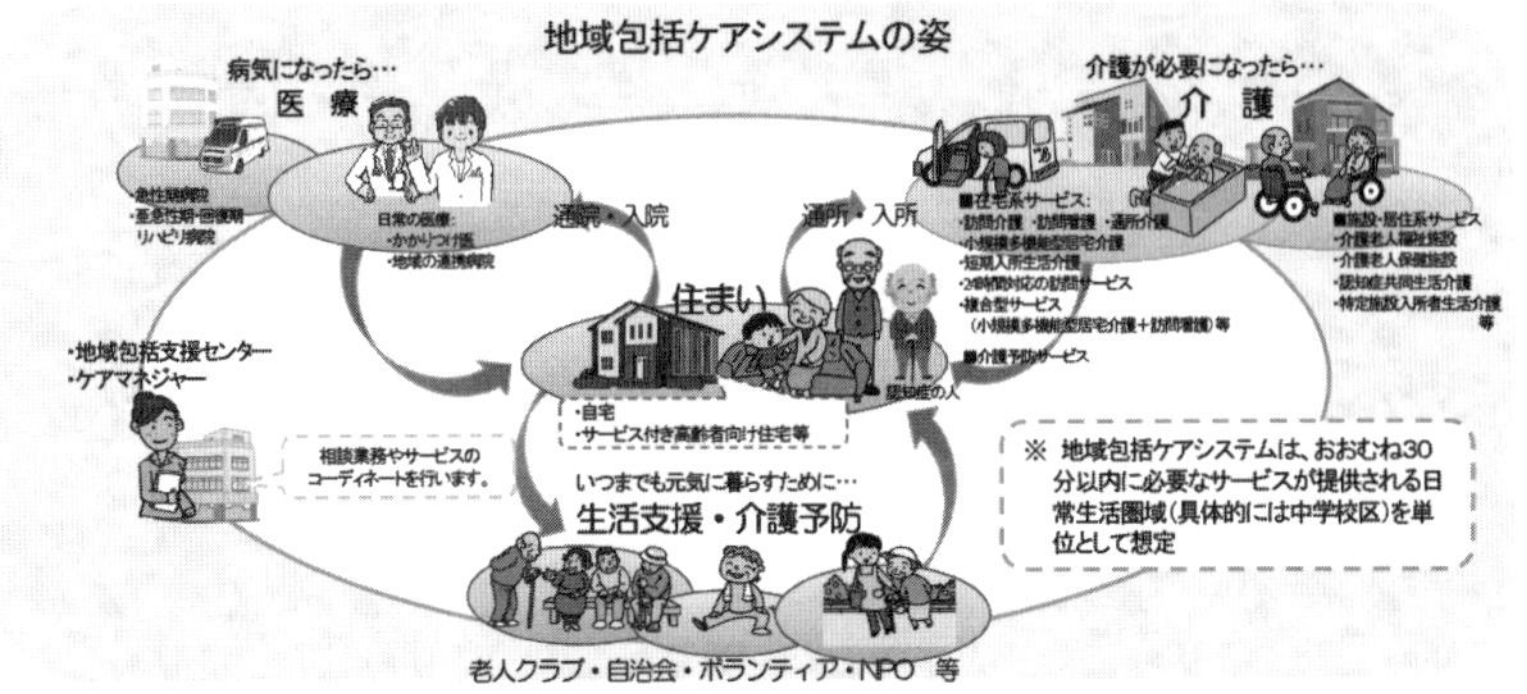

地域包括ケアシステムの概要（厚生労働省作成資料）

何でも相談できる「地域包括支援センター」

地域包括支援センターは、区市町村から委託を受けた公的な相談窓口です。地域で暮らす高齢者を、さまざまな面から総合的に支えるために設置されています。相談は無料です。外出が困難な方に対しては、自宅へ訪問することも可能です。公的機関ですので守秘義務があり、知り得た情報・秘密は厳守されます。

地域包括支援センターは、地域包括ケアシステムの入り口として、次のような業務を行っています（川崎市のホームページから引用）。

（1）自立して生活できるように応援します

要支援1・2と認定された方のケアプラン作成をお手伝いします。

支援や介護が必要となる可能性が高いと判断された方（特定高齢者の方）のケアプラン作成をいたします。

（2）何でもご相談ください

高齢者の方やその家族、近隣に暮らす方の介護への悩みや問題に対応します。介護に関する相談や心配ごと、福祉や医療に関することなどもご相談ください。介護保険のしくみを分かりやすくご説明いたします。介護保険申請のお手伝いをします。

（3）皆さまの権利を守ります

高齢者の方が安心して暮らせるように、皆さまの持つさまざまな権利を守ります。成年後見制度の活用を支援し、財産や契約の管理をサポートします。虐待の早期発見や、消費者被害の防止の問題に対応します。

（4）さまざまな方面から皆さまを支えます

医療機関を含め、各関係機関とのネットワーク作りに力を入れています。

ネットワークを利用して皆さまのニーズにあったケアをサポートします。

在宅療養を続けていくことを希望している患者さんや家族にとっては、特に（2）の部分、介護保険の仕組みを理解し、介護保険申請を行うことが重要です。介護保険申請のタイミングを迷う方もいますが、どんな疾患であれ、状態が急に悪化する可能性があり、できるだけ早めの申請をお勧めしています。

介護保険を申請するには、主治医に意見書を書いてもらうことが必要です。主治医がいない場合も、地域包括支援センターに相談すれば、病状に応じた適切な主治医を紹介してもらうことができます。

介護保険の申請後、介護認定を受ければ、介護保険サービスを利用することができます。がんの末期状態の患者さんなど、病状の進行が早い場合、介護認定が確定する前に介護保険サービスの利用を開始することが必要な場合もあります。介護保険は申請日まで遡って適応されますので、とにかく早く介護保険を申請することが重要です。

介護保険サービスの司令塔「ケアマネジャー」

要介護1〜5と認定され、介護保険サービスを利用する場合、まずはケアマネジャーと契約する必要があります。ケアマネジャーは、介護保険サービスのすべてを調整する「司令塔」のような存在です。何でも気軽に相談することができ、常に患者さんの想いに寄り添い、介護保険サービスをうまく活用して支援してくれるケアマネジャーと出会うことは、在宅療養がうまくいくための必須条件です。

地域包括支援センター、あるいは主治医、訪問看護師等とよく相談して、相性の良いケアマネジャーを見つけましょう。

在宅療養中の患者さんが利用することが多い介護保険サービスは、①手すりや介護用ベッド、マットレス、ポータブルトイレなどの福祉用具のレンタル、②訪問介護（ヘルパーさんの派遣）、③訪問看護（介護保険ではなく医療保険を使う場合もあります）、④訪問入浴、⑤デイサービスやショートステイでの介護施設利用、などです。どのサービスも、病状の悪化を防ぎ、生活の質を向上させるために必要なサービスです。ケアマネジャーとよく相談して、適切な時期に必要なサービスを利用するとよいと思います。

通いも泊まりも訪問も～在宅療養の味方「小規模多機能型施設」～

介護保険サービスには前述のとおりさまざまな種類があり、それぞれ異なる事業所を利用することになると、契約や支払いなどがとても煩雑で大変です。患者さんの病状が重く、また介護度も重い場合、さまざまな介護保険サービスを1カ所でまとめて提供してくれる「小規模多機能型施設」を利用するという方法があります。

小規模多機能型施設では、デイサービスもショートステイも、そして訪問介護も受けることができます。

たとえば、普段は自宅で過ごして1日1回ヘルパーさんに訪問してもらい、オムツの交換や着替え、清拭《せいしき》（体を拭いて清潔に保つこと）などをお願いし、週に3回デイサービスに通って日中は施設で過ごし、その間に家族が自分の時間を取ることができます。

家族が所用でしばらく家を空ける場合や、少し休みたい場合はショートステイを利用することもできます。患者さん、あるいは家族の急な体調悪化に伴う緊急事態であっても、施設に空きがあれば患者さんを受け入れてもらえる可能性が高く、普段から慣れている環境で慣れている職員が介護してくれるので安心です。

さらに小規模多機能型施設に訪問看護の機能を加えた「看護小規模多機能型施設」が最近増えてきています。医療処置が必要な方、病状が重く急変の危険性が高い方にとっては、同じ事業所で訪問看護も受けられるので、より安心です。

看護小規模多機能型施設は、入院生活と在宅療養の橋渡しを担う観点から注目されています。病院の中でも、特に急性期治療を担う病院は、治療により病状が改善した場合、１日でも早く退院させ、病床を確保しなければなりません。そのため、在宅療養の体制を十分整備できないままで自宅退院となってしまい、再び病状が悪化し短期間で再入院となってしまうケースもあります。このような場合、退院後すぐに自宅に戻るのではなく、いったん看護小規模多機能型施設にショートステイの形で移り、病状を安定させるとともに、その間に在宅療養の体制（医療、介護の体制）を整え、十分な準備期間を得て自宅に戻る、という方法もあります。

たとえば、脳梗塞《のうこうそく》後遺症による嚥下《えんげ》障害があり、誤嚥《ごえん》性肺炎を発症して緊急入院となった患者さんがいました。抗菌剤の点滴などにより肺炎は治癒しましたが、十分な食事を取ることができずに胃ろうを作ることになり、胃ろうからの栄養投与を始めたところ血糖値が上昇したため血糖測定とインスリン注射も必要となりました。主介護者である奥さまは、退院直後から毎日、胃ろうからの栄養投与や血糖測定、インスリン注射を行う立場になりました。

本来なら奥さまが完全に手技を取得するまで入院生活を継続できれば良かったのですが、急性期の病院は1日も早く退院させる必要がありました。

そこでこの方は看護小規模多機能型施設を利用する方針となり、退院後そのままショートステイを開始、奥さまが毎日施設に来て看護師から栄養の投与方法や血糖測定、インスリン注射の方法について指導を受けました。並行して在宅療養を開始するための環境整備として手すりや介護用ベッド、マットレスを導入、自宅に戻ったあとの訪問介護や訪問看護、デイサービスの利用についても十分話し合ったうえで、半月ほどで自宅に戻ることができました。

その後も看護小規模多機能型施設のさまざまなサービスを利用しながら、安心して在宅療養を継続しています。

「定期巡回・随時対応型訪問介護サービス」で介護負担の軽減を

病気の進行に伴い、短期間で急激に身の回りのことができなくなり、家族の介護負担が大きくなることがあります。寝たきりに近い状態になってしまうと特に大変なのは、排泄と入浴についてです。

入浴については、訪問入浴というサービスがあり、看護師を含むプロのスタッフが数人訪問して、短時間で手際よく入浴させてくれるので安心です。

一方、排泄については、１日に数回のオムツ交換が必要となり、奥さまが旦那さんを介護するような、あまり力がない方が大きな体の方を介護する場合などは、大変な労力を必要とします。また、大量に便失禁をしてしまった場合など、着衣や寝具まで汚れてしまい、すべてを交換するのは大変な苦労であり、夜中であればなおさらつらい思いをすることとなります。

このように介護が大変で在宅療養を断念するケースは少なくありません。

そんなときに有用なのが、定期巡回サービスと随時対応型サービスを組み合わせた「定期巡回・随時対応型訪問介護」と呼ばれるサービスです。

定期巡回とは、1日に数回、ヘルパーが短時間ずつ自宅を訪問し、オムツ交換や着替えなどのサービスを行うものです。

たとえば1日に3回、起床時と日中、寝る前に訪問していただき、オムツ交換を行えば、それ以上のオムツ交換はほぼ不要となり、家族の負担は大幅に軽減されます。

さらに随時対応型サービスがあり、緊急時に臨時で訪問してもらえますので、先ほどの便失禁の場合や、ベッドからずり落ちて動けなくなってしまった場合など、困ったときにいつでも助けを呼ぶことができます。これに加え、訪問看護などのサービスも併用することで、家族が忙しくあまり介護できない場合や、老老介護、あるいは独居の方の場合でも、安心して在宅療養を継続することができます。

在宅療養中の強い味方「訪問看護師」

入院生活を経験した方はよく知っていると思いますが、入院中、あらゆる面で頼りになるのは間違いなく看護師さんです。ベッドサイドにあるボタン＝ナースコールを押せばすぐに駆けつけてくれて、話を聞いてくれて、点滴などの医療処置から、入浴の手伝いや排便のコントロール、その他の身の回りのことの手伝いまで、何でも対応してくれます。

実は入院中だけでなく、在宅療養中の患者さんにとっても同じです。

在宅療養中の患者さんや家族にとって、いちばん頼りになるのは「訪問看護師」なのです。

在宅医は、問診や診察、検査所見などを元に病状についてさまざまな判断を行い、それに基づいて治療方針を決定し、処方や医療行為の指示などを行いますが、訪問看護師は、在宅療養中の患者さんの普段の生活をよく観察し、食事や排泄、呼吸状態や皮膚の状態、痛みなどの苦痛症状の有無や程度など、患者さんの病状の悪化にいち早く気づき、医師に報告して指示を仰ぎ、そして医師の指示を受けて実際のさまざまな医療行為を実施します。

在宅医療においては、医師でなければ実施できない医療行為はほとんどなく、大部分の医療行為は訪問看護師のほうが経験豊富です。そして、世間で医師不足が叫ばれているとおり、訪問診療を行う在宅医の数はまだまだ少なく、一人の医師が広域にわたり多くの患者さんの診療を行わなければならない一方、訪問看護師の数のほうが圧倒的に多く、住み慣れた地域に密着してサービスを展開しており、緊急時にも速やかに患者さんのもとに駆けつけることができるのです。

医療チームと介護チームの連携

医療チームと介護チームの橋渡しをする存在として、訪問看護師はまさにキーパーソンと呼べる存在です。

なぜなら訪問看護師は、医師の指示を受けて点滴や注射などのさまざまな医療行為を実施し、病状の観察を行い医師に報告するなどの医療従事者としての役割に加え、身の回りのお世話、清潔保持や排泄などの援助、入浴介助など、介護者としての役割も担っているからです。

同じ理由で、訪問看護を利用する場合、患者さんの診断名によって、医療保険を利用すること、介護保険を利用することもあります。

医療チームと介護チームの連携は、患者さんの在宅療養の質を高め、安心して在宅療養を継続するために絶対に必要なことです。

これまで述べてきたように、在宅療養には多くの支援者が関わります。在宅医、訪問看護師、訪問薬剤師、ケアマネジャー、ヘルパーなどで、職種も多岐にわたります。それぞれの職種が、それぞれ専門家としての目で患者さんを観察し、病状の変化にいち早く気づき、その情報を速やかに共有し、随時必要な治療やケアを行うことが重要です。

医療チーム、介護チームを中心とした「在宅療養チーム」の情報共有は、以前から課題となっていました。従来は電話かファクシミリくらいしか方法がなく、多職種がリアルタイムに情報共有することは不可能でした。また、それぞれが訪問サービスを提供しているため、お互いに不在のことが多く、直接やり取りができないため、第三者を介した伝言ゲームとなってしまい、十分な意思疎通ができないばかりか、個人情報保護の観点からも問題となっていました。

しかし最近では在宅療養チームの情報共有のためのＩＴツールが急速に普及し始めています。私たちも、厚生労働省が推奨するセキュリティ基準を満たしたＩＴツールを最大限活用し、患者さんの状況についての迅速な情報共有に努めています。

訪問診療は標準的には月に2回程度の訪問となり、次の診察まで2週間ほど間隔が空きますが、その間も患者さんの様子に変化があれば随時報告があり、それに対する助言や指示、追加の処方、臨時の往診の提案などを行えるようになり、診療の質も大幅に向上していると実感しています。

何より、チーム一丸となって患者さんのことを考え、常に患者さんのために行動できるようになったことをうれしく思っています。

薬を届けるだけではない「訪問薬剤師」

さらに在宅医療の質を向上させ、安心して在宅療養を継続するためには、訪問看護師に加えて「訪問薬剤師」の役割も重要です。

病院での治療と比較して、在宅医療の弱点として挙げられるのは、医薬品をはじめとする医療物品が自宅には常備されていないことです。もちろん、病状の悪化を予測して、解熱剤や鎮痛剤などの薬や点滴などの医療物品をあらかじめ自宅に用意しておくことはありますが、何でも前もって用意しておくことは、医療費の増大にもつながるため限界があります。

また、在宅医が治療のための処方箋を発行しても、薬局に在庫がなければ、処方してから数日後にしか薬が手に入らない場合があり、病状の急激な変化に対応できない可能性があります。

しかし、在宅医療を専門的に取り扱い24時間体制で対応できる「訪問薬局」と契約しておけば、このような限界もかなりの部分で解決できます。緊急時でも必要な薬剤を速やかに患者さんの自宅に届けてくれるので、すぐに治療を開始することができ、安心です。そして、在宅医療でよく使う薬剤、点滴や注射薬、さらには点滴や注射を実施する際に必要な注射器や点滴のルート（管）などの必要物品まで取りそろえている薬局もあり、在庫がなく治療が開始できないということが少なく、文字どおり24時間３６５日体制で最善の治療を行うことが可能となります。

また、訪問薬剤師の役割は、ただ単に薬を届けてくれるだけではありません。薬の副作用について患者さんに説明して経過観察したり、薬の飲み忘れや残薬を確認して医師に伝え、再処方や薬剤の変更を提案したり、訪問看護師やケアマネジャーと連携して服薬確認を行うなど、文字どおり医療チームの一員として活躍しています。

「24時間体制の医療チーム」のサポートを活かす

私たち在宅医は、ある程度病状が進行し、急な病状の変化が起こり得る患者さんについては、訪問看護師と訪問薬剤師の導入をお勧めしています。

在宅医・訪問看護師・訪問薬剤師のチームが完成すると、病院入院中に近い形の医療提供体制が完成し、患者さんと家族にとって安心して在宅療養を行える環境が整います。

体調が悪化したときにはナースコールの代わりに訪問看護ステーションの緊急連絡先に電話をすれば、何でも相談できますし、必要時には訪問看護師が駆けつけてくれます。訪問看護師はプロの目で病状を観察し、緊急で対応が必要かどうか判断し、必要時には必ず在宅医に連絡を取ります。

在宅医は、これまでの経過と訪問看護師からの報告を合わせて総合的に判断し、必要時には患者さんの自宅に往診して、診断、治療方針の決定、投薬や医療行為の指示を行います。

処方箋を受け取った訪問薬剤師は速やかに患者さんの自宅に薬をお届けし、内服薬や貼付薬、坐薬などによる治療を開始、点滴や注射薬については主に在宅医からの指示を受けた訪問看護師が実施します。

このように、在宅医・訪問看護師・訪問薬剤師の連携による24時間体制の医療チームのサポートがあれば、どんな病状であっても、安心して在宅療養が継続できると思います。

在宅療養チームの底力～在宅療養を楽しみ、たくさん笑って過ごすために～

第1章では在宅での医療体制を中心に、第3章では地域包括ケアの視点から介護保険サービス全般について、そして在宅療養チームの連携について述べてきました。私は、チーム一丸となって患者さんのことを考え、行動できる、最強の在宅療養チームが完成すれば、在宅療養は必ずうまくいくと信じています。

もちろん、多少の限界、特に医療的な限界は受け入れる必要があります。

しかし、その限界によって在宅療養が不安になったり困難になったりすることは、実際にはほとんどありません。それよりも大事なことは、自分らしい自由な生活を選択し、いかに在宅療養を楽しむか、たくさん笑って過ごせるか、ということです。

次章では、笑いの溢れる在宅療養を実践するために、そして特に、患者さんを支える家族や医療・介護関係者が常に笑いを忘れないために、「笑いヨガ」というすばらしいツールを紹介したいと思います。

第4章

療養生活で笑いを習慣にするためのツール――「笑いヨガ」のすすめ

患者さんを支えるすべての人に「笑い」というサプリメントが必要

笑いが体に良いこと、心身の苦痛の緩和にもつながることは、これまでも繰り返し述べてきました。患者さんを笑顔にしたい、どんなつらい病状であっても少しでも笑ってもらいたい、それは私たちの共通の願いです。

では、どうすれば患者さんにたくさん笑いを届けられるでしょうか。

私は、患者さんを支える家族や友人、知人、あるいは患者さんの在宅療養を支える医療・介護関係者が普段からたくさん笑って元気になることこそが、唯一の確実な方法だと考えています。私たち「支える側」から笑顔が消えれば、「支えられる側」である患者さんを笑顔にすることはできません。私たちが笑えば、心に余裕ができ、患者さんにより良い接し方ができます。私のような在宅医であれば、より良い診療、緩和ケアにつながると思います。

このように、患者さんを支えるすべての人に「笑い」というサプリメントのようなものが必要であり、この章ではその具体的な方法を提案していきます。

現代社会では笑うことが減っている？

皆さんは普段、どんなときに笑いますか？

家族や友人との楽しい会話で笑い合うこともあれば、面白いテレビ番組を見て大笑いすることもあるでしょう。大好きなお酒を飲むと自然と笑いが溢れてくる人もいれば、趣味に打ち込んでいるとき、たとえばテニスやゴルフ、登山などをしているときは、気がつけば自然と笑っている、そんな人もいるでしょう。

では、日常生活を振り返り、ここ1週間で何回くらい、声を出して大笑いしたでしょうか。

実は、私たち大人は日常生活で驚くほど笑っていません。週に1回も声を出して笑っていない人が大部分であるというデータもあります。

一般的に、年齢が高くなるほど笑う回数が減り、女性より男性のほうが笑う回数が少ないといわれています。確かに、小さな子どもたちを見ると１日中笑い転げていますが、大人になるにつれて次第に笑わなくなり、いつしか無表情に、時に険しい表情になっていくようなイメージがあります。

核家族化が進み、家庭内でもみんなで集まって同じテレビ番組を見るようなことがなくなり、家の中でも外出先でも１日中スマホの画面とにらめっこしているような現代社会では、笑うことには努力や工夫が必要なのかもしれません。

いつでも確実に笑える方法～笑いヨガの勧め～

では、どうすれば普段から意識してたくさん笑うことができるでしょうか。

その一つの答えが「笑いヨガ」です。

笑いヨガについて、詳しくは、「日本笑いヨガ協会」のホームページや「日本笑いヨガ協会」等が発刊・監修している書籍やＤＶＤ、YouTube、ＳＮＳ等をご覧ください。ここでは簡単に概要を説明します。

笑いヨガとは誰にでもできる笑いの健康体操です。笑いヨガでは、初めは体操として笑いますが、皆で集まって大笑いしていると、笑いが伝染し、自然と笑いがこみ上げてくるようになります。

笑いはとても体に良いものですが、面白いと感じて自然に笑っても、笑いヨガで体操として笑っても、その効果はまったく同じであるといわれています。

この笑いヨガという名称は、笑いの体操とヨガの呼吸法を組み合わせたものです。笑いヨガは１９９５年にインド人の家庭医であるカタリア先生が開発したもので、今では世界１００カ国以上で広く親しまれています。インドの一部の地区では、朝の公園や小学校の全校集会などで笑いヨガを実施しており、まさに日本のラジオ体操と同じような感覚で親しまれています。

カタリア先生は、なぜ笑いヨガを始めたのでしょうか。カタリア先生も私と同じように、笑いこそ最良の薬であると考え、ある公園で「笑いクラブ」を始めたそうです。最初は、参加者が個々に面白い話をもち寄り、みんなで大笑いしていたそうですが、そのうち話のネタが尽きてしまいます。そうなると、意地悪な冗談や他人を中傷するようなブラックな笑いが増え、みんな嫌な気分になり、笑いクラブの参加者は徐々に減ってしまいました。

そこでカタリア先生は、「つくり笑いで無理矢理笑っても、面白い話で自然に笑っても、体への良い効果は変わらない」と考え、決まったルールや動きで笑うという「笑いの体操」を考案しました。

確かに、どんなに面白いお笑い芸人や落語家でも、世代や育ってきた環境などが多様な、目の前のすべての人を笑わせることはできないでしょう。言葉ではなく、表情や体の動きで笑わせる、チャップリンのような偉大なコメディアンでも同様です。

面白い話などで「自然に笑わせる」のではなく、まずは体操として割り切って笑い、それを集団で行うと、笑いが人から人へと伝染しやすくなり、「自然な笑いが止まらなくなる」という、まさに「逆転の発想」が世界的な大発明を生んだのです。

私は、研修医時代から温かく指導していただいている恩師の先生からすすめられ、「日本笑いヨガ協会」の笑いヨガリーダー養成講座を受講し、笑いヨガリーダーとしての活動を始めました。

新型コロナウイルス感染が拡大するまでは、毎月2カ所での定例の笑いヨガ（笑いクラブ）の主宰をはじめ、月平均4回くらい、笑いヨガの集会を開催していました。毎回20～30名以上の参加者の方に大笑いしていただき、とてもやりがいのある活動でしたが、何より自分自身の心と体が元気になるのが実感できました。新型コロナウイルス感染拡大により、以前のように笑いヨガの集会を開催することが難しくなった今、自分自身の心と体の健康維持に笑いヨガがいかに効果的だったか、あらためて実感しています。

笑いヨガのメリット

笑いヨガの大きなメリットは、誰にでも参加できること、特に準備はいらないこと、そしてお金もかからないことです。効果があるか分からない代替療法に大金をつぎ込むのであれば、無料で確実に効果が期待できる笑いヨガのほうがお勧めです。

また、誰にでも参加できるというのも大きなポイントです。私の定例の笑いクラブには、たくさんの車椅子生活の方、あるいは重度の認知症の方が参加していました。普段あまり発語がなく表情に乏しい方でも、周りの方々が精一杯体を動かして大笑いしている姿に引き込まれるように、それぞれの方のできる範囲で体を動かしているうちに、徐々に表情が和らいでいきます。その姿を見るのはとても楽しいことなので、新型コロナウイルス感染症が終息し、以前のようにみんなで集まって大笑いすることが許される世の中に戻ったら、笑いクラブを再開したいと思っています。

　笑いヨガは、他の体操や健康的な生活習慣と同様、毎日のように習慣的に行うことで最大限の効果を得られます。本書では、次項で笑いヨガの具体的なやり方について少しだけ紹介しますが、実際には24時間介護に追われる家族や医療・介護従事者にとって、毎日習慣的に笑いヨガを行うことは容易ではありません。しかし、時々でも笑いヨガに参加することで、笑いを習慣化するという効果が期待できます。

　次ページの図は、私の笑いクラブを手伝ってくれた某小学生の自由研究のデータです（母数が少なく、医学的に信頼できるようなデータではないことをご理解ください）。

　笑いヨガに参加した回数が多いほど、普段から声を出して笑う頻度が高くなってい

「笑いヨガの参加回数」と「日常生活で声を出して笑う頻度」

笑いヨガに初めて参加

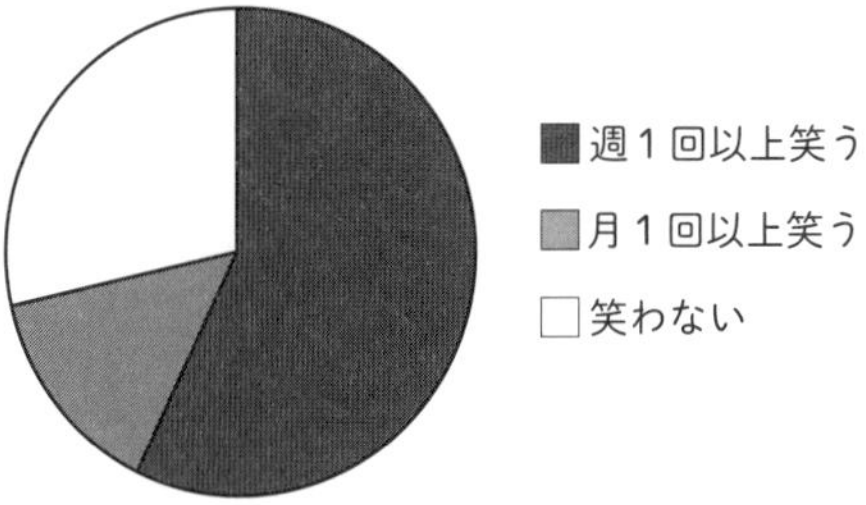

笑いヨガに2～10回参加

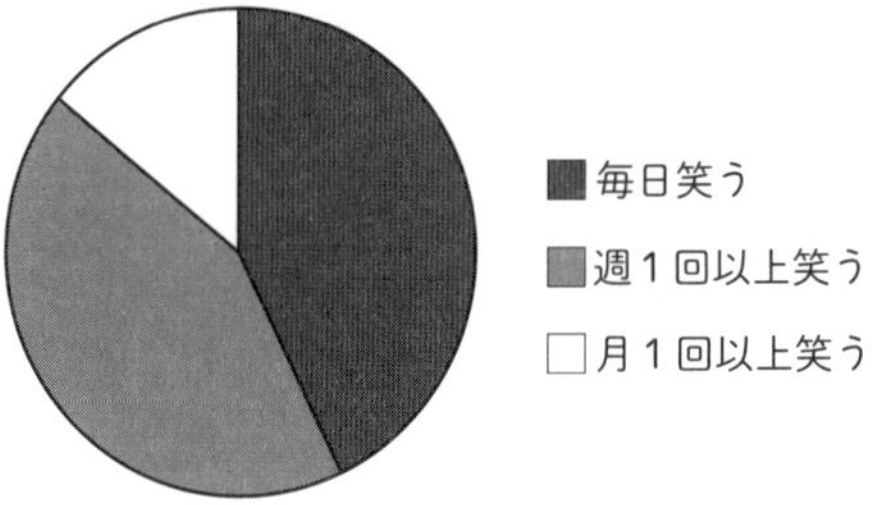

笑いヨガに11回以上参加

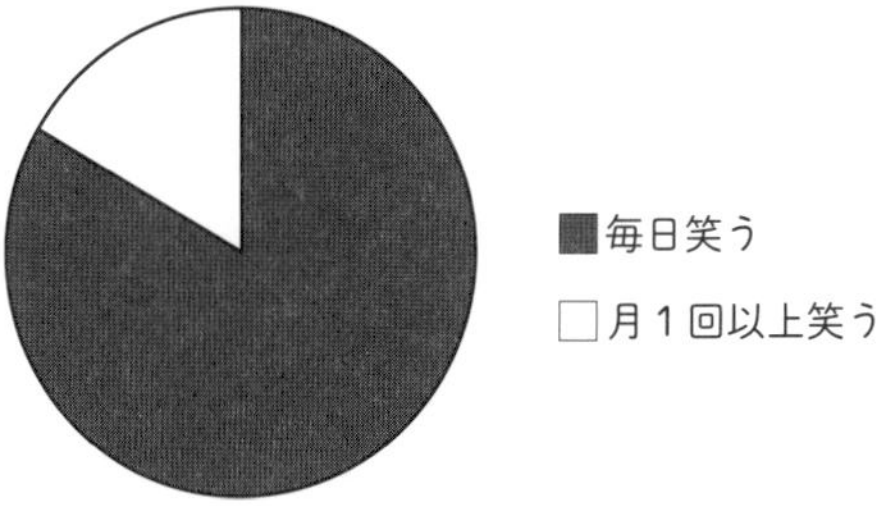

ます。笑いヨガのおかげで笑いが習慣化できたのか、もともとよく笑う「笑い好き」な方が笑いヨガに多く参加しているのかは分かりませんが、笑いヨガが日常生活における笑いの習慣化に役立っている可能性は高いのではないかと思います。

実践！ 笑いヨガ～おすすめの5つのエクササイズ～⓪準備運動

笑いヨガには、基本の動きがありますので、準備運動としてその動きを練習します。詳しくは、「日本笑いヨガ協会」等の発行しているＤＶＤ付きの書籍などをご覧ください。座ったままで行っても大丈夫です。

①まず、手拍子をします。体の正面で、両手の手掌をしっかりとたたくことが大事です。

②次に、これにリズムをつけます。リズムは「ポン、ポン、ポ・ポ・ポン」です。慣れるまでしばらく繰り返してください。

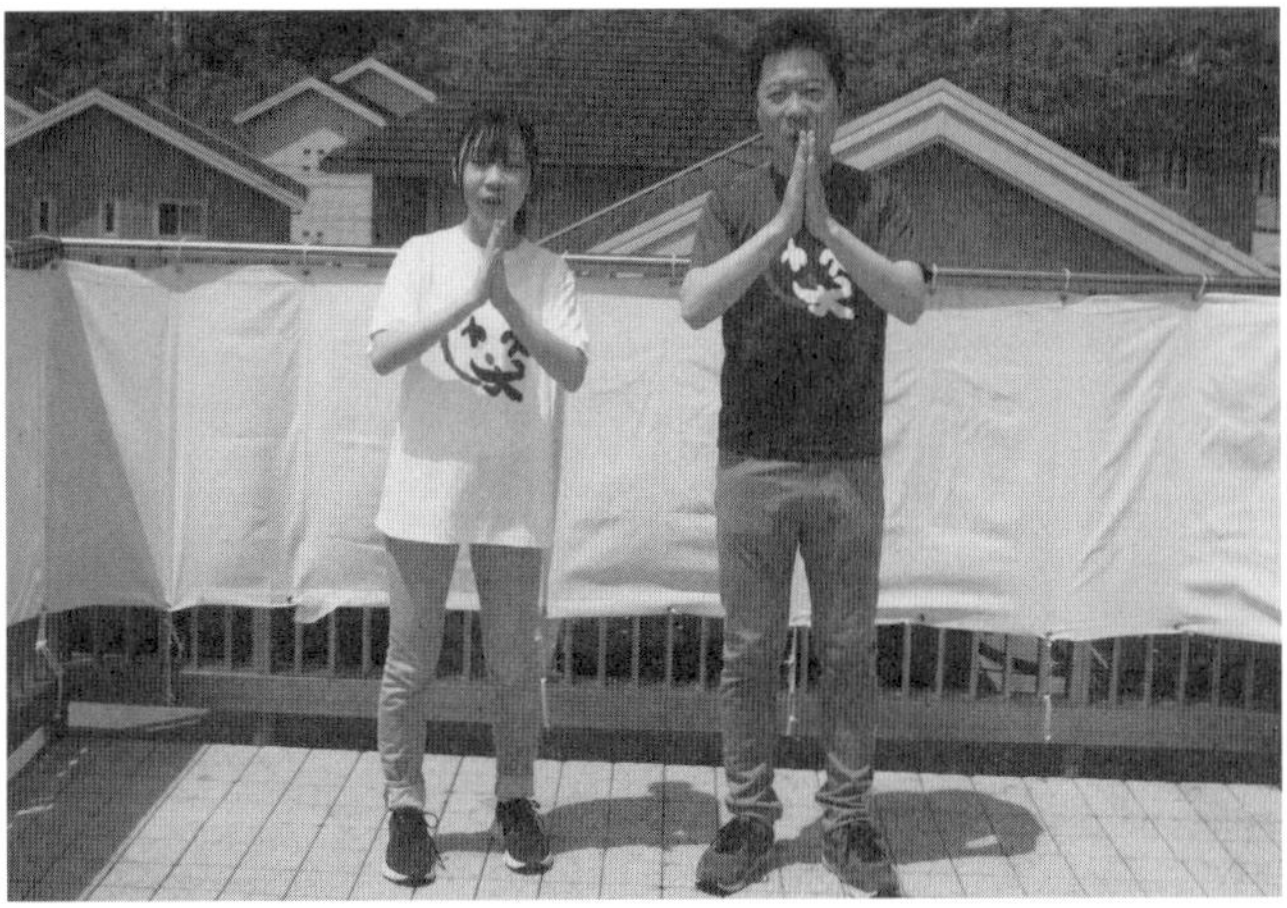

写真①　「ホッ、ホッ」

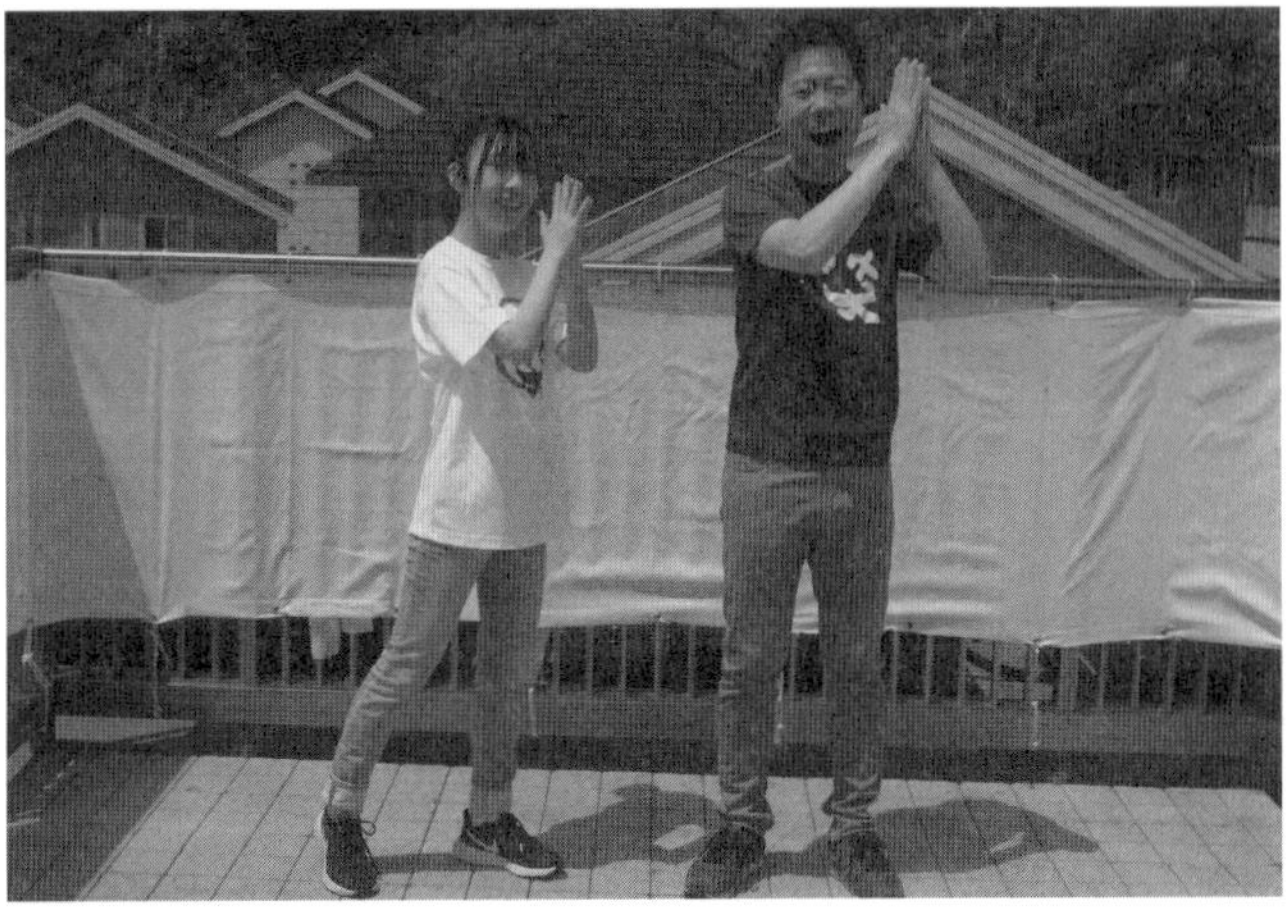

写真②　「ハ・ハ・ハ」

③次に、これに体の動きをつけます。このリズムに合わせて、自由に体を動かしましょう。

④そして、これに掛け声をつけます。掛け声は「ホッ、ホッ、ハ・ハ・ハ」です（写真①②）。3〜5回くらい繰り返したあと、両手を思いっきり斜め上に伸ばして胸を張り、心を解放して「イェーイ！」と大きな声で言いましょう（写真③）。手拍子とともに、お腹からしっかりと息を吐き出すことが重要です。

⑤手拍子をしながら「いいぞ、いいぞ」と自分を褒め、もう一度両手を伸ば

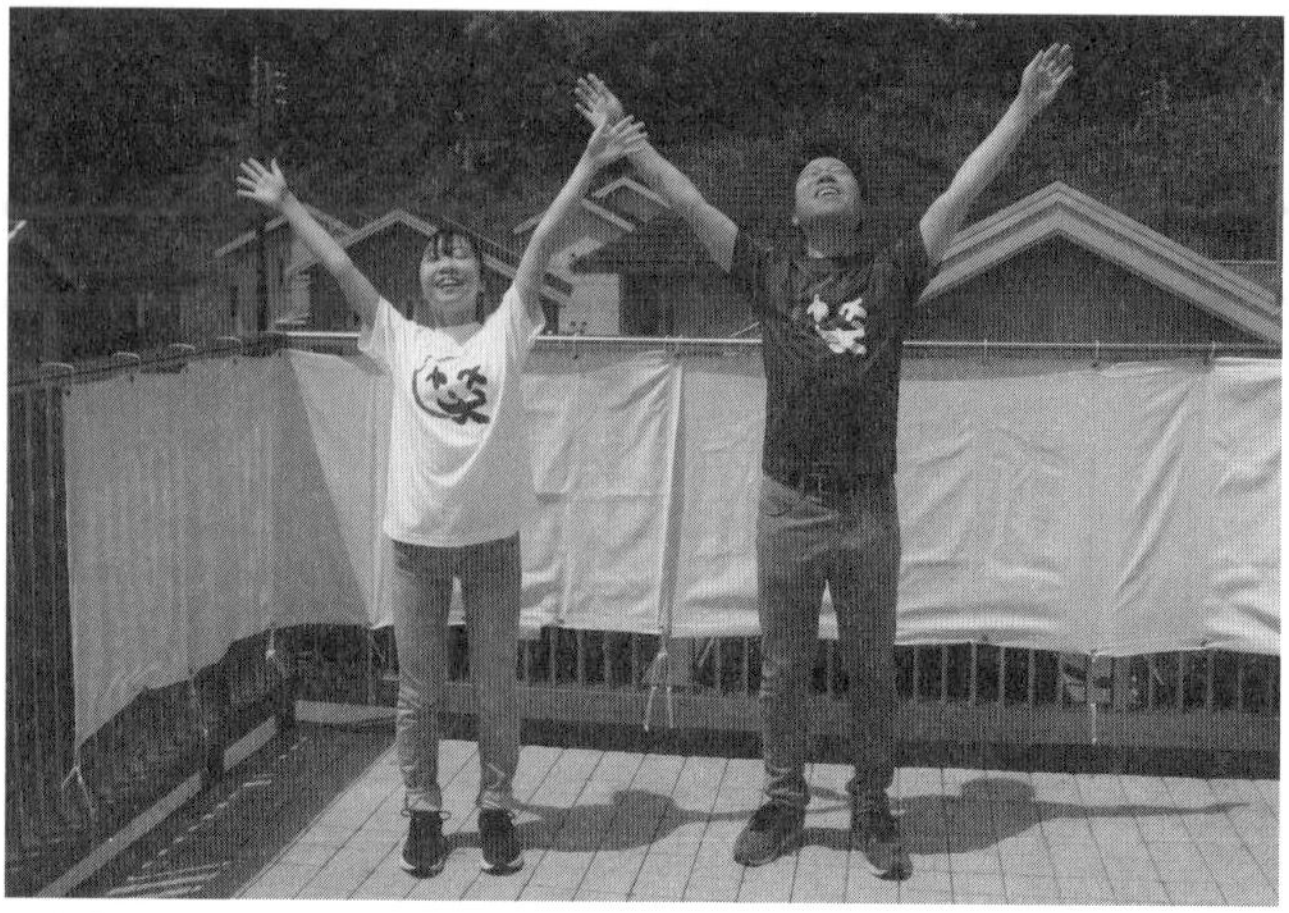

写真③　「イェーイ！」

して「イェーイ！」と発声します。

「ホッ、ホッ、ハ・ハ・ハ」「イェーイ！」、さらに「いいぞ、いいぞ」「イェーイ！」という一連の流れが、笑いヨガの基本の動きとなります。

笑いヨガには数十種類のさまざまな笑いの体操がありますが、いろんな方法で大笑いしたあと、笑いヨガリーダーが適切なタイミングで「ホッ、ホッ、ハ・ハ・ハ」を開始して、そのあとの「イェーイ！」、「いいぞ、いいぞ」「イェーイ！」という流れを主導します。一人で笑いヨガを行う場合は、それぞれの笑いの体操で十分大笑いして息が切れてきたら、「ホッ、ホッ、ハ・ハ・ハ」×数回＋「イェーイ！」、「いいぞ、いいぞ」「イェーイ！」という流れでやってみてください。

準備運動ができたら、いよいよ本番です。でもその前に、深呼吸で呼吸を整えておきましょう。

少しずつ体を前に倒しながらゆっくり大きく息を吐き出したあと、徐々に体を起こして両手を上げてバンザイの姿勢になりながら、ゆっくり大きく息を吸います。この深呼吸を2～3回繰り返したあと、最後に大きく息を吸った状態で3秒間息を止めます。そして体を前に倒しながら「ハッ、ハッ、ハッ、ハッ、ハッ」と声を出してお腹から息を吐き出します。

さあ、これで大笑いする準備が整いました。このあと、いよいよ本番です。

実践！ 笑いヨガ～おすすめの5つのエクササイズ～①ナマステ笑い

私が笑いヨガリーダーとして笑いヨガを実施する際は、必ず挨拶から始めています。笑いヨガはインド発祥ですので、まずはインドの挨拶「ナマステ」から始めたいと思います。

インドでは、挨拶する人のほうを向いて両手を合わせ、「ナマステ」と言いながら軽くお辞儀をしますが、ナマステ笑いでは、「ナマステ」と言う代わりに「ハッ、ハッ、

ハッ、ハッ、ハッ」と大笑いします（写真④）。非常に簡単で、最初の笑いとしては最適です。参加者同士のコミュニケーションも図ることのできる、とても良い笑いです。

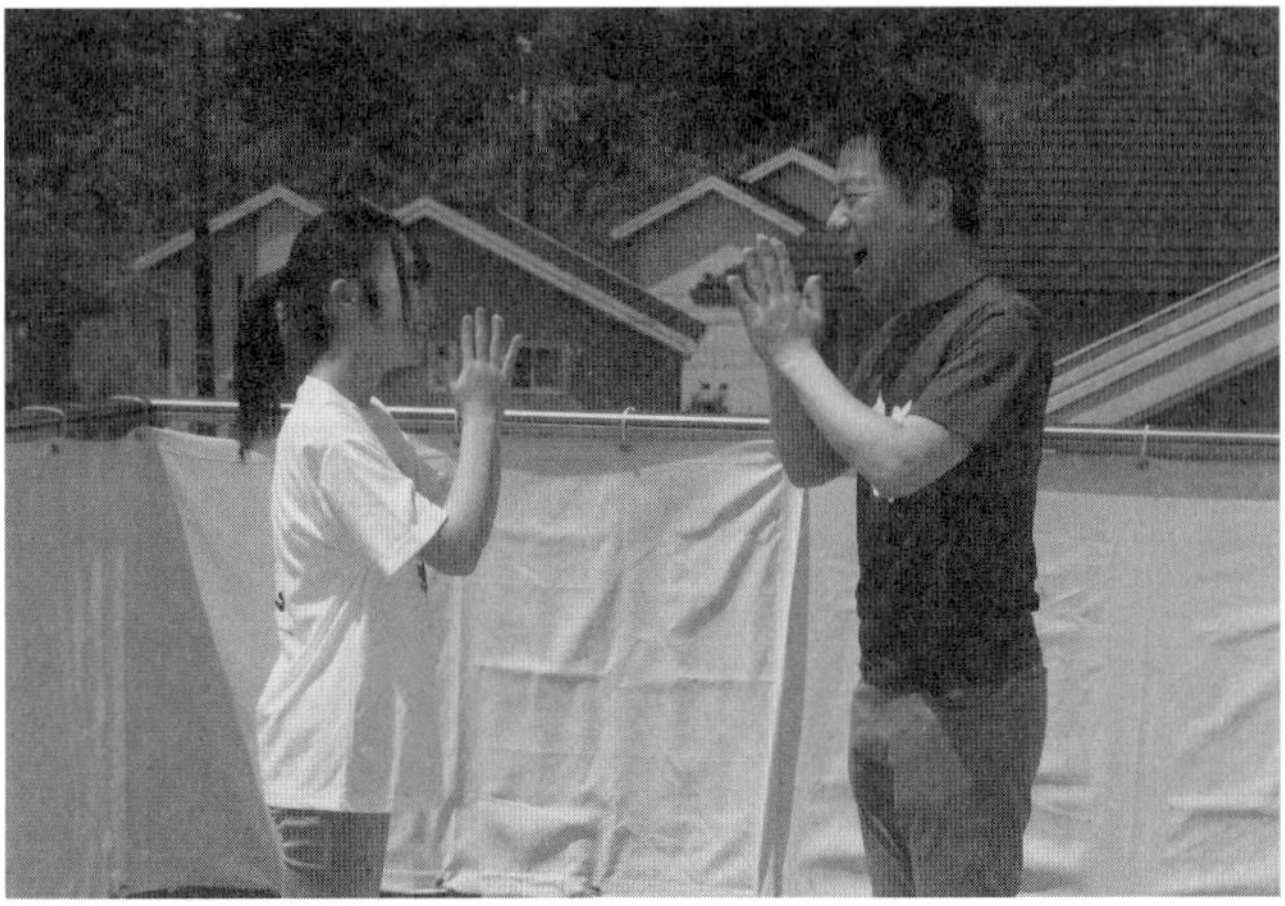

写真④　「ハッ、ハッ、ハッ、ハッ、ハッ」

実践！ 笑いヨガ〜おすすめの5つのエクササイズ〜②アロハ笑い

次はハワイの挨拶、アロハ笑いです。インドから飛行機に乗ってハワイにやってきました。想像するだけで笑顔が溢れてきますね。これも非常に簡単です。

①立位または座位で、片足を少し前に出し、少し両手を下げて前にかがみながら「アー」（写真⑤）、次に体を起こして両手を上げながら「ローーーーー」と長く発声します（写真⑥）。

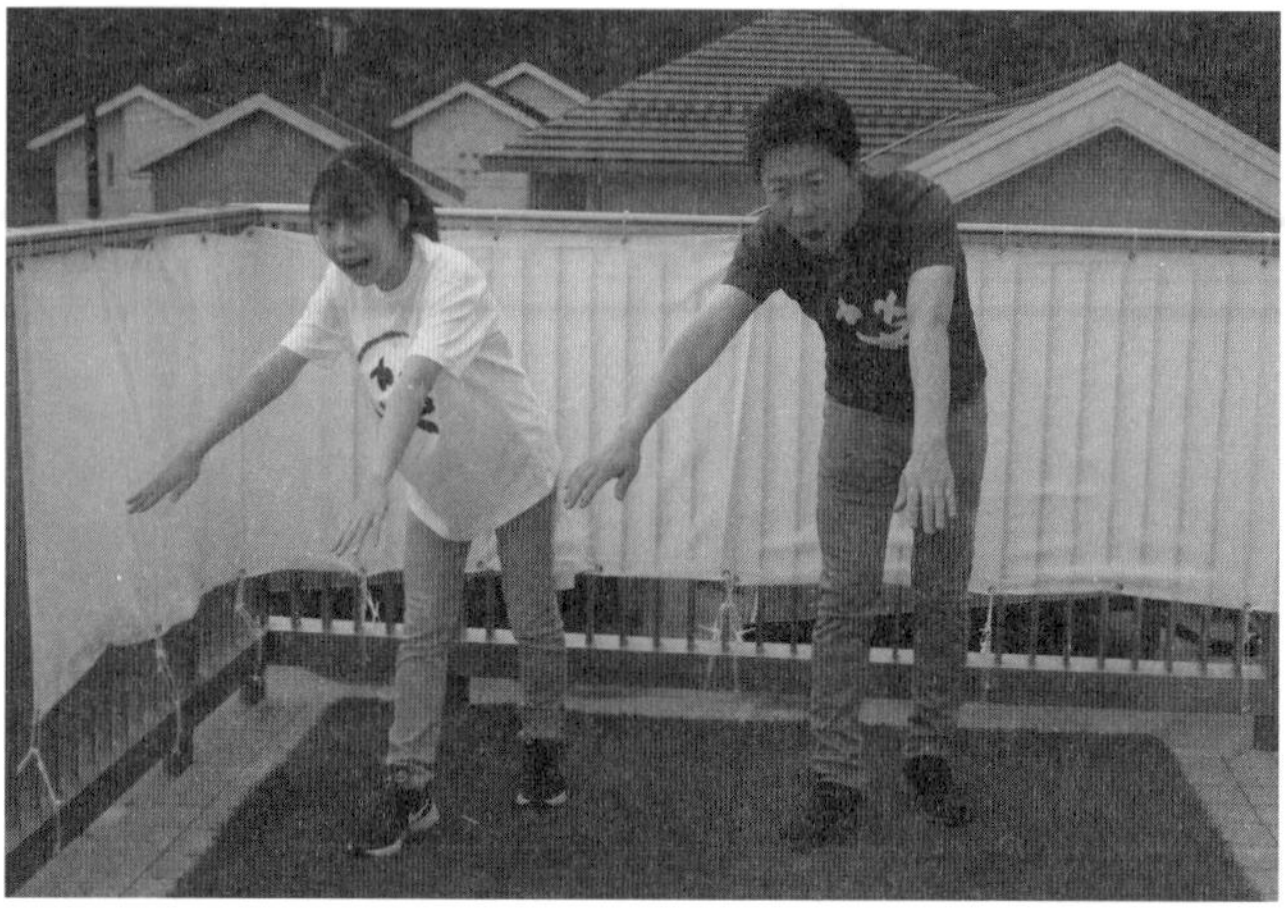

写真⑤ 「アー」

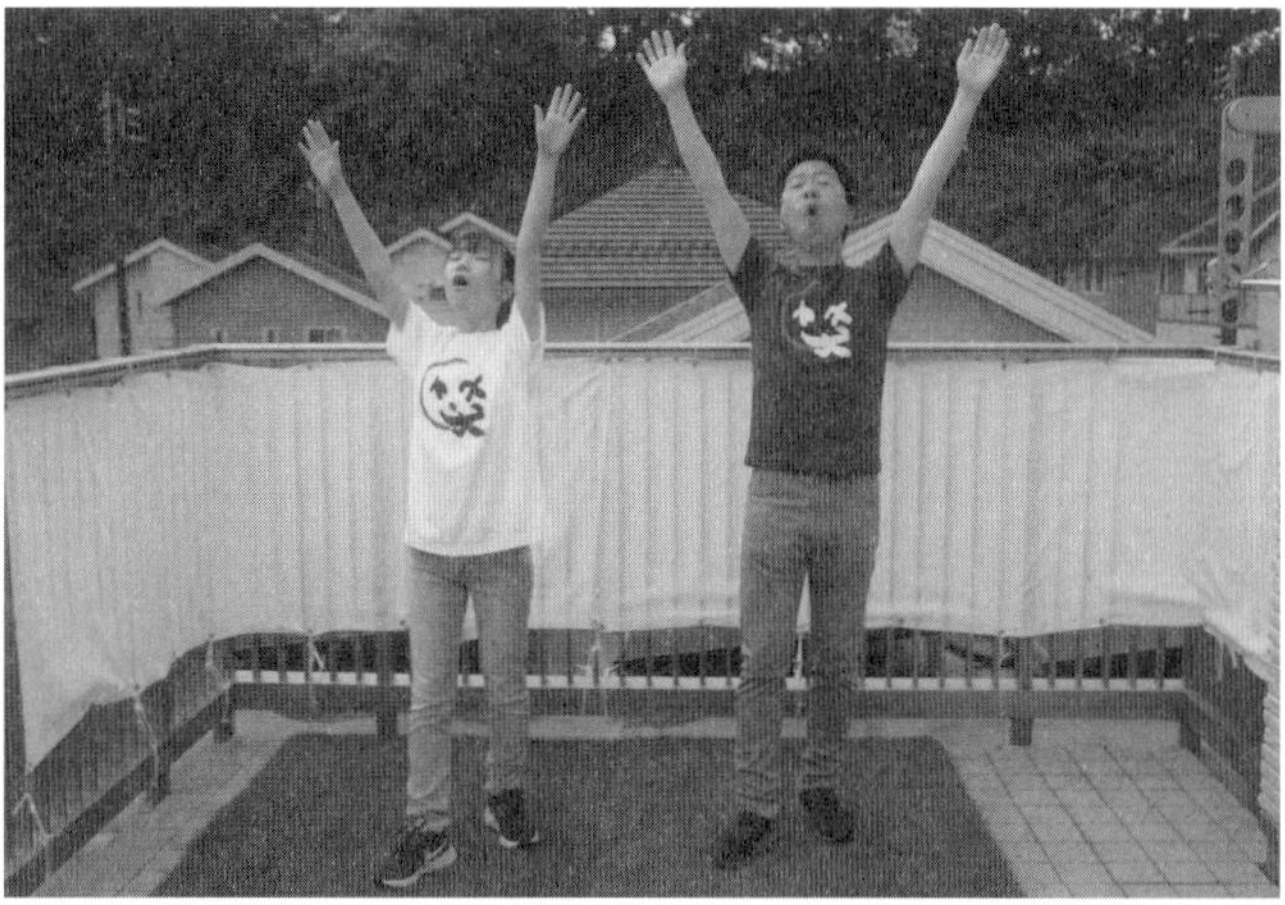

写真⑥　「ローーーーー」

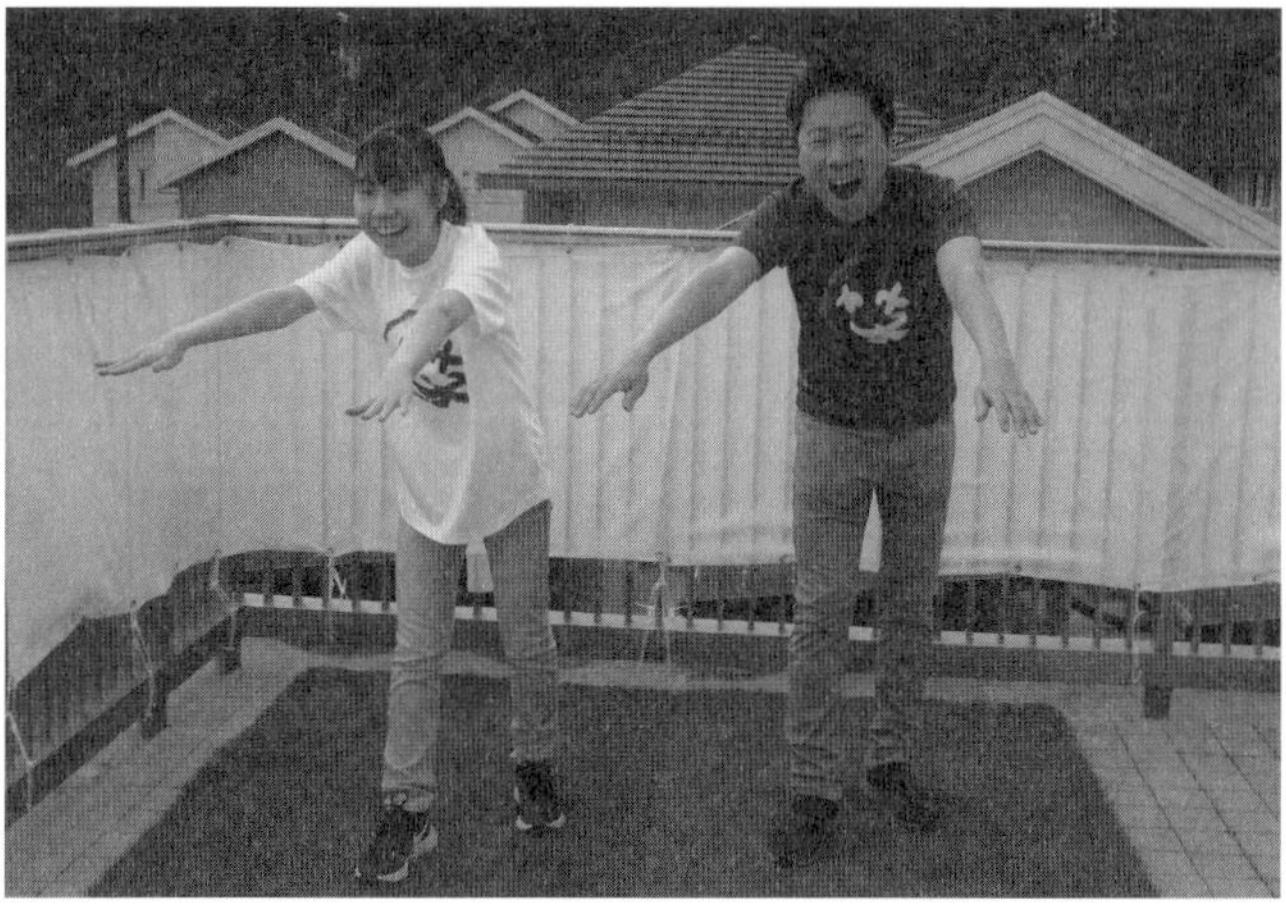

写真⑦　「ハッ、ハッ、ハッ、ハッ、ハッ」

②バンザイの姿勢で十分溜めて、再び両手を下げて前にかがみながら「ハッ、ハッ、ハッ、ハッ、ハッ」と大笑いします（写真⑦）。前かがみになり過ぎて腰を痛めないように注意してください。

③足を入れかえて、繰り返しましょう。

実践！ 笑いヨガ～おすすめの5つのエクササイズ～③
トロピカルジュース笑い（ミックスジュース笑い）

「ミルクセーキ笑い」「チャイ笑い」「ミックスジュース笑い」など、名称はいろいろありますが、混ぜてドリンクを作る動作の笑いです。私はアロハ笑いからの流れで「トロピカルジュース笑い」として実施しています。関西出身の方には、大阪名物の「ミックスジュース笑い」のほうが馴染みがあるかもしれません。

①まず、両手にコップを持った姿勢をつくります。両腕を左右に広げて、指を軽く曲げてコップを持ったつもりになってください（写真⑧）。仮に、右手のコップにマンゴージュース、左手のコップにパイナップルジュースが入っているとしましょう。

②その2つを混ぜてトロピカルジュースを作ります。「エー！」と掛け声を掛けながら右手を高く上げて、右手のコップから左手のコップにジュースを流し入れるようなイメージで体を横に倒します。側腹部の筋肉が伸びるように体を倒してくださ

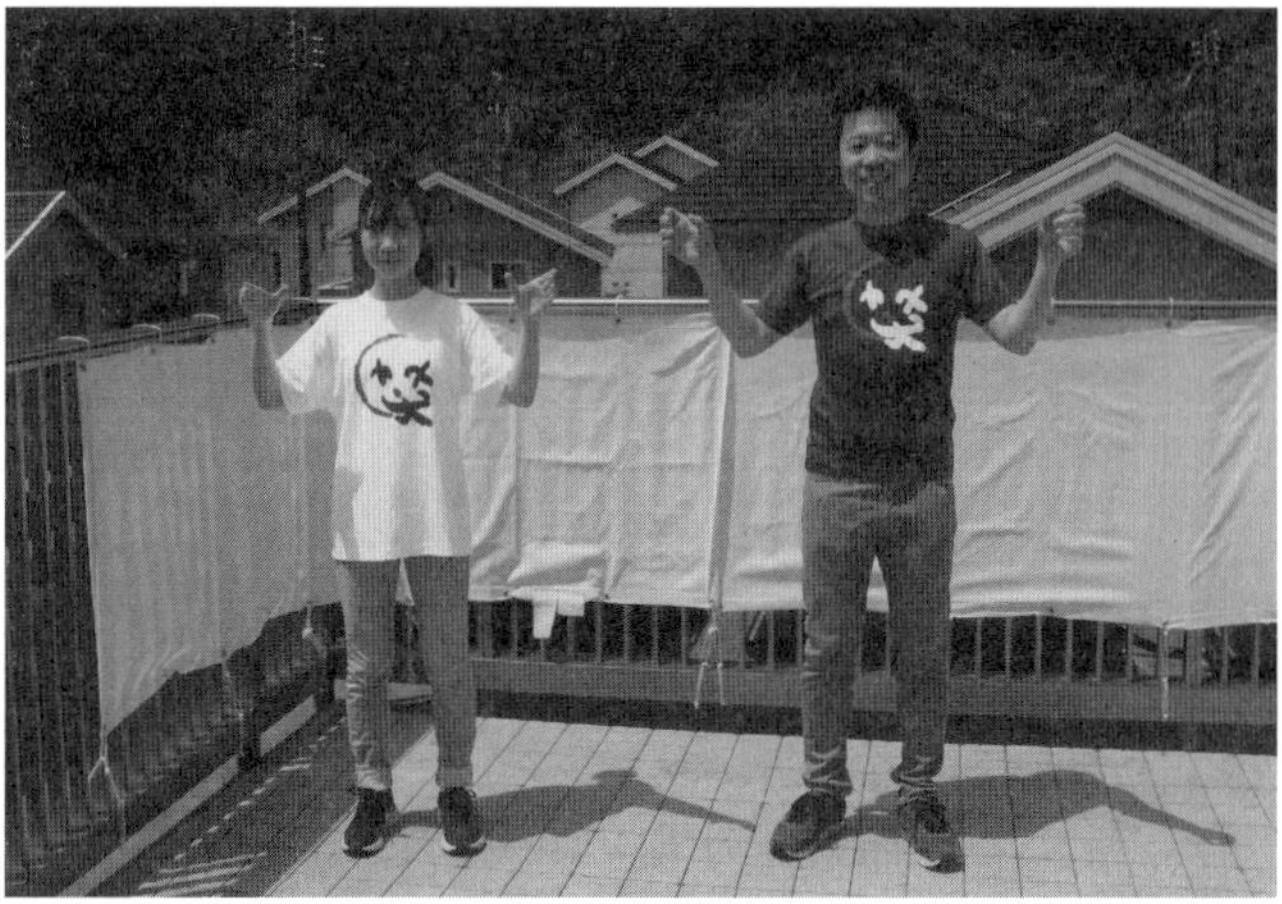

写真⑧

い（写真⑨）。

③次は、同じく「エー！」と掛け声を掛けながら左手を高く上げて逆方向に体を倒します。

④これを左右それぞれ2回ずつ、計4回繰り返し、トロピカルジュースをしっかりと混ぜたあと、両手で体の正面にコップを持ち、一気に飲み干す仕草をしながら「ハッ、ハッ、ハッ、ハッ、ハッ」とお腹から声を出して大笑いします（写真⑩）。

なお、2つのコップがいつの間にか1つに減っていることについては気にしないでください（笑）。

のどが渇いているときは、3回、4回とおかわりを繰り返すと良いでしょう。もちろん本当の水分摂取もお忘れなく。

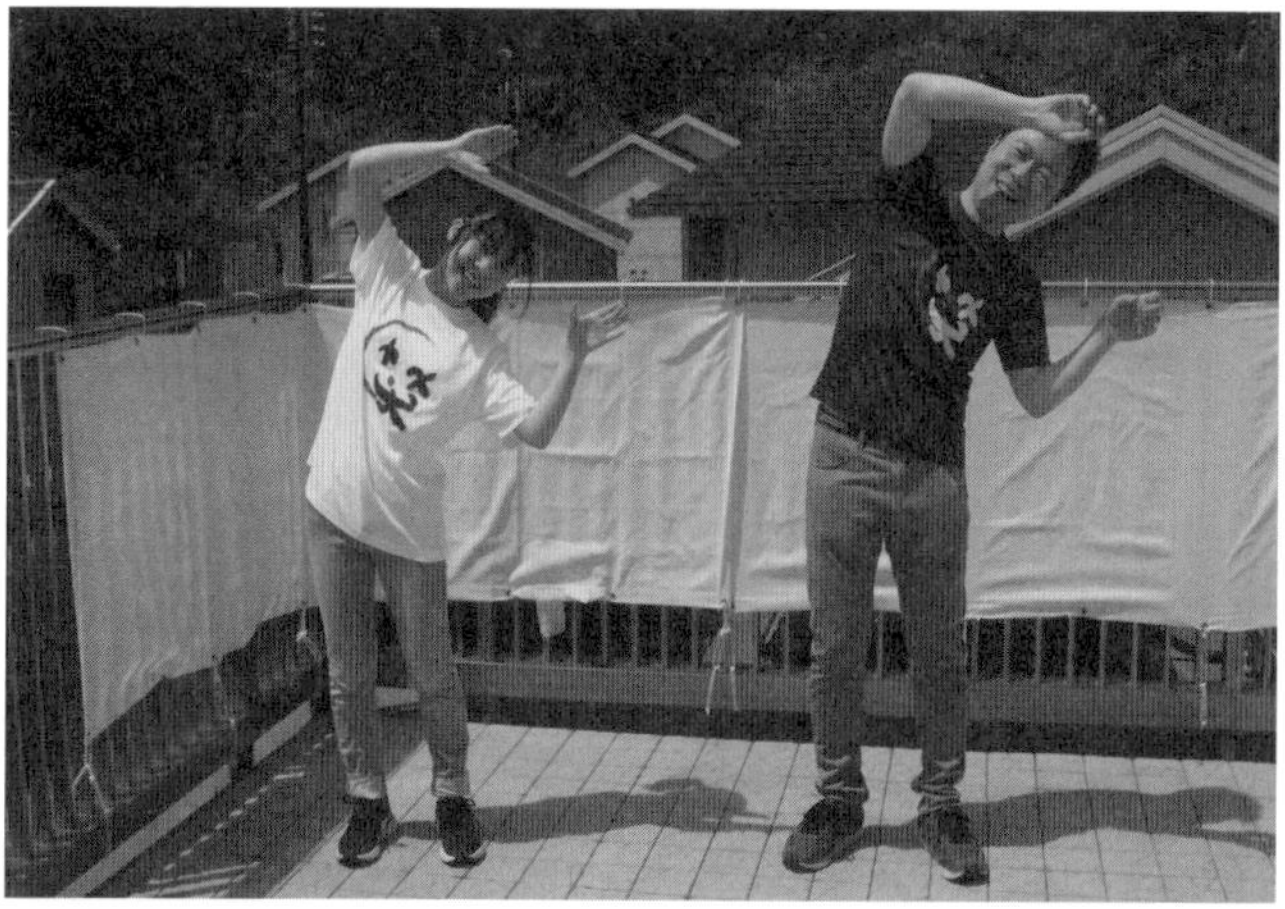

写真⑨　「エー！」

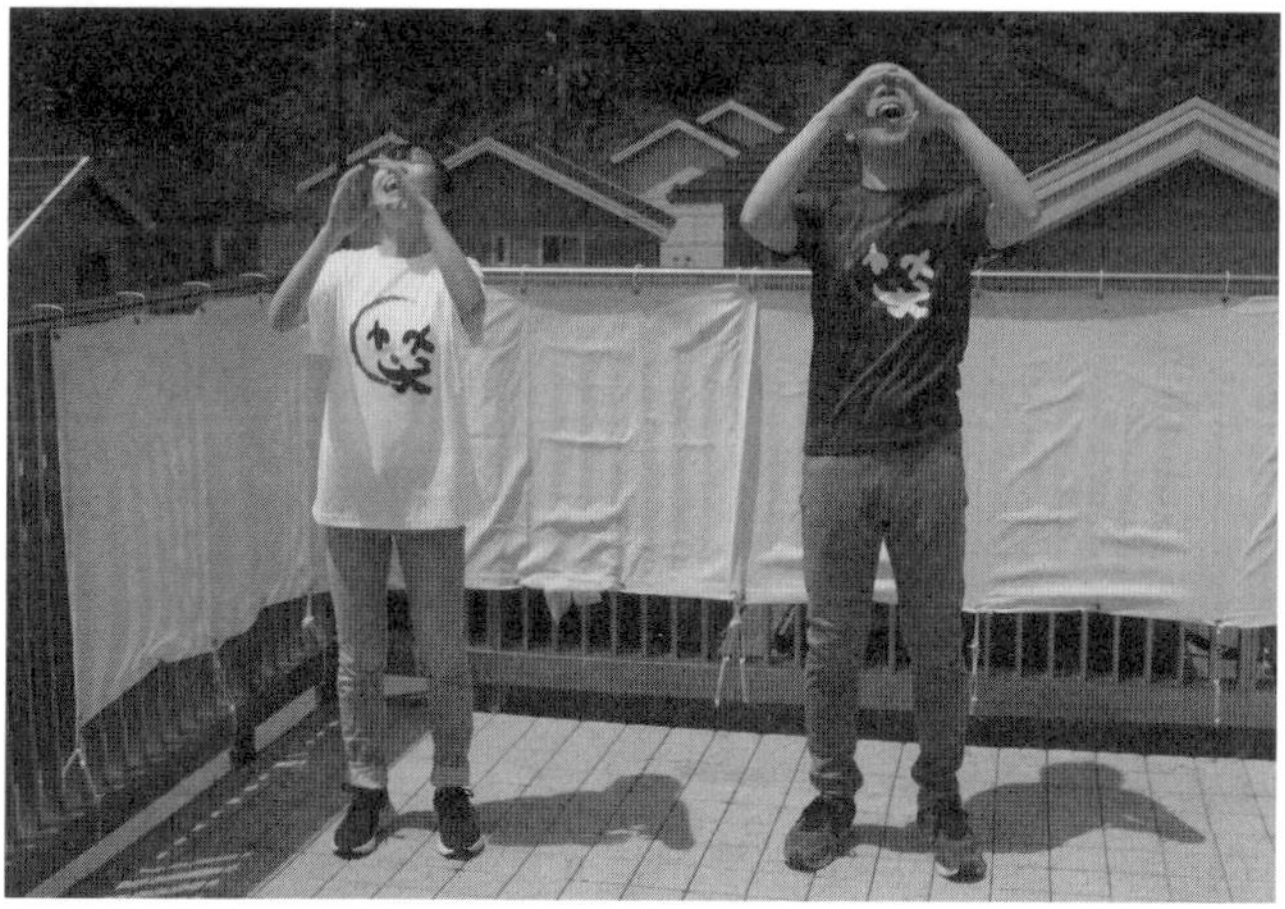

写真⑩　「ハッ、ハッ、ハッ、ハッ、ハッ」

実践！ 笑いヨガ～おすすめの5つのエクササイズ～④請求書笑い

さて、インドからハワイへと旅行して、ついついクレジットカードでたくさん買い物をしてしまいました。１カ月後、手元に請求書が届きます。請求書（手のひら）を見ると、なんと５００万円！

ショックでしばらく動けなくなりそうですが、笑いヨガでは嫌なことを笑い飛ばします。

自分の請求書（手のひら）を見て「ハッ、ハッ、ハッ、ハッ、ハッ」と大笑い、さらに自分の請求書（手のひら）を周りの人に見せてさらに大笑い、周りの人の請求書（手のひら）を見てまたまた大笑いしてください（写真⑪⑫）。もう笑うしかない、なるようになれという感じで、周りの人とともに大笑いしましょう。

ネガティブな気分を感じたら笑うという習慣を身につけると、ストレスに強くなると言われています。患者さんの介護や仕事などでうまくいかずに嫌な気分になってし

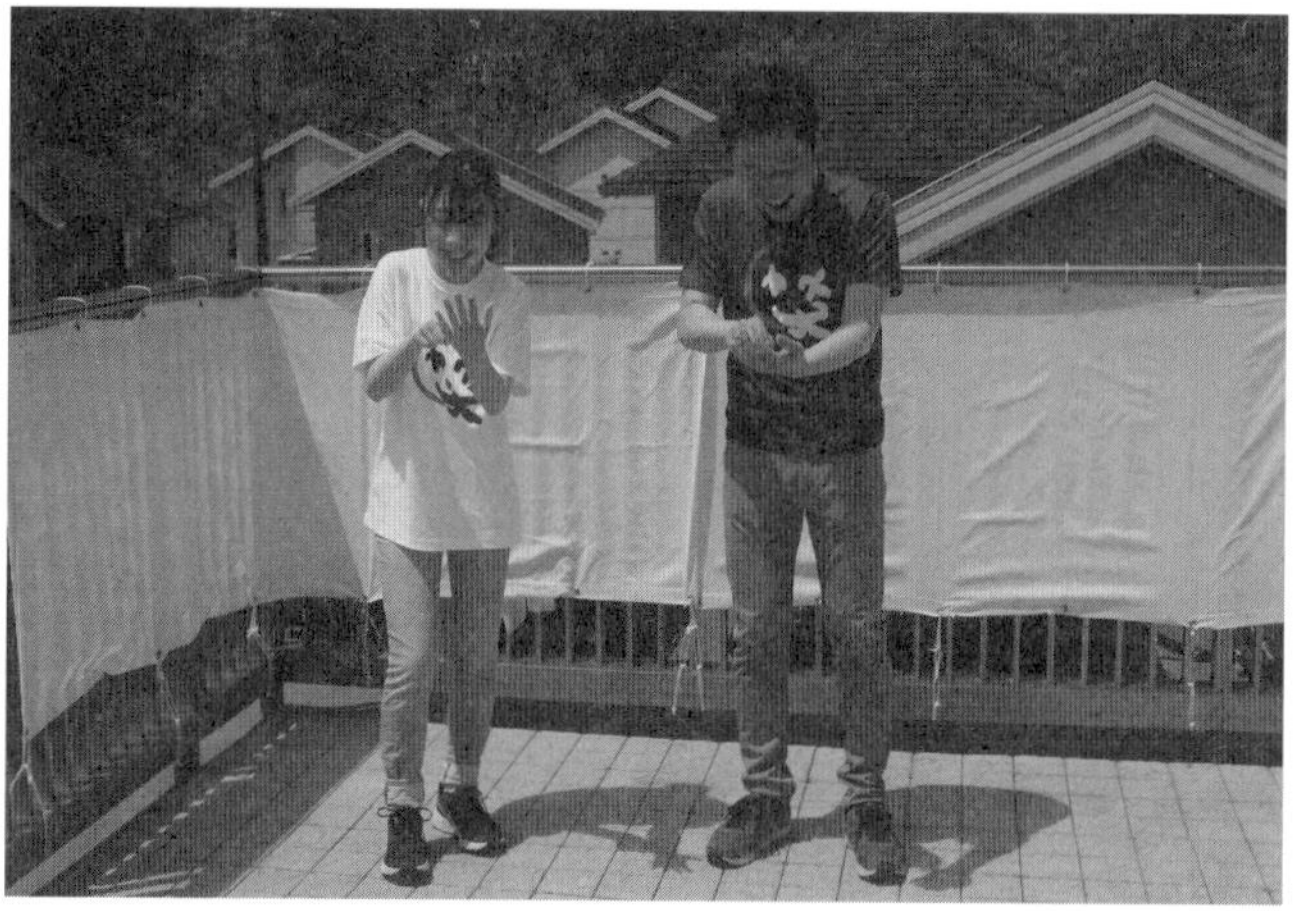

写真⑪ 「ハッ、ハッ、ハッ、ハッ、ハッ」

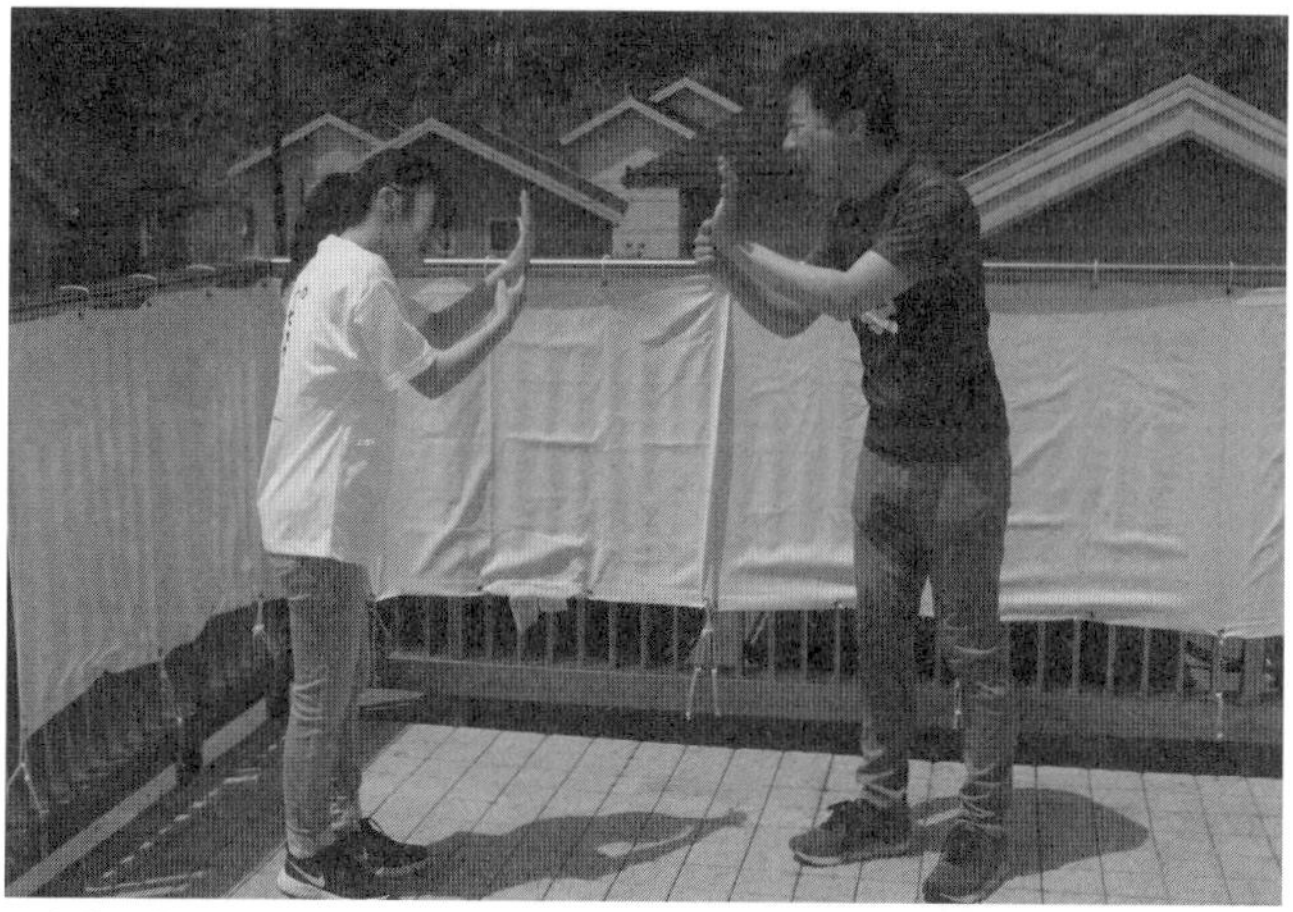

写真⑫ 「ハッ、ハッ、ハッ、ハッ、ハッ」

まったときは、いったん笑い飛ばして冷静になってから、対策を考えるとよいでしょう。

実践！ 笑いヨガ～おすすめの5つのエクササイズ～⑤
ムンクの「叫び」笑い

皆さんは、この有名な絵（下図）を知っていますか。

一般的にムンクの「叫び」と呼ばれる名画です。よく間違えられるのですが、この絵に登場する人物が叫んでいるのではありません。夕日に照らされた大自然を貫く果てしない叫び声を聞き、絵の中の人物が耳をふさいでおび

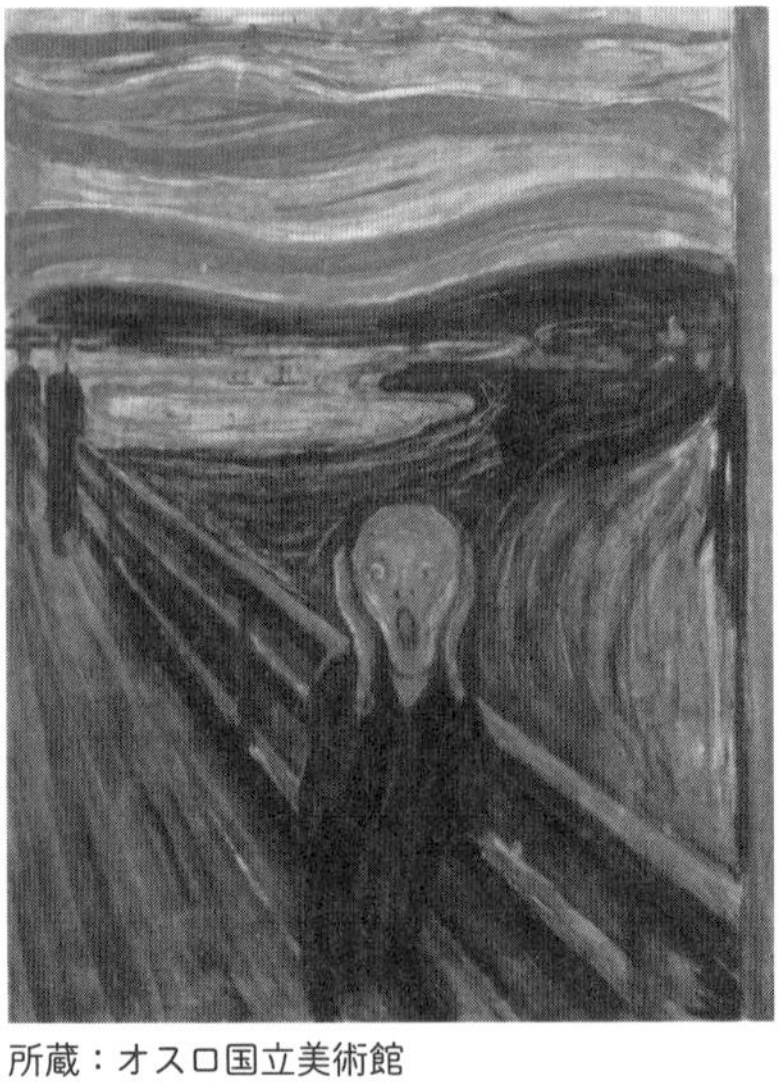

所蔵：オスロ国立美術館

えていることを表現した絵画です。

「ムンクの『叫び』笑い」では、この絵の中の人物と同じ表情、同じポーズをとります。

　びっくりしたようなおびえた表情で、耳に手のひらを当てて、口を縦に開けて、目を大きく見開いて、視線は少し上に向けて、「ハッ、ハッ、ハッ、ハッ、ハッ」（この顔だと「ホッ、ホッ、ホッ、ホッ、ホッ」という感じでしょうか）と大笑いしてください（写真⑬）。面白い表情で、普段使わない顔の筋肉を使うことができて、お勧めです。

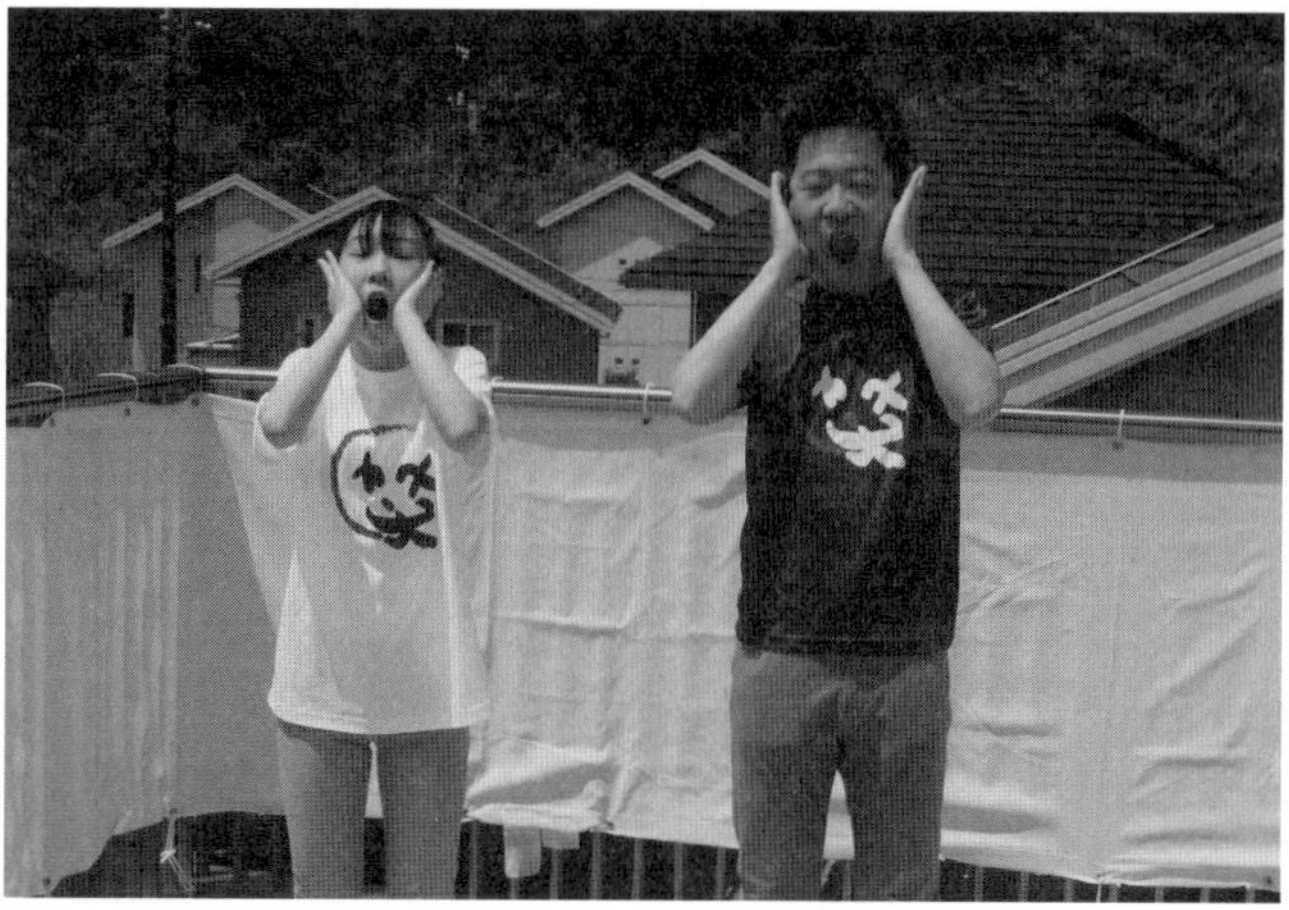

写真⑬　「ハッ、ハッ、ハッ、ハッ、ハッ（ホッ、ホッ、ホッ、ホッ、ホッ）」

一人で笑いヨガをするときのコツ

笑いヨガには、ただ笑うだけでなく、嚥下機能を鍛えて誤嚥を防いだり、排泄に関わる筋肉を鍛えて失禁を防いだり、さまざまな効果が期待できる笑いの体操が数多くあります。

もっと本格的に学びたい方は、「日本笑いヨガ協会」のホームページやＳＮＳ、YouTubeなどをチェックすることをお勧めします。オンライン講座も開催されているようです。

一人で笑いヨガをすることは、実は容易ではありません。前述のとおり、笑いは伝染するものであり、みんなで集まって大笑いすることで自然と最大限の笑いが引き出されます。

一人で実施する場合、大声を出しても差し支えない環境で心置きなく大笑いするか、「サイレントラフター」と呼ばれる声を出さずにお腹から息を吐き出して大笑いする方法を実践するとよいでしょう。

最近では、新型コロナウイルスの感染拡大に伴い、オンラインの笑いクラブや、ＳＮＳ等での笑いヨガ動画の配信も増えているようです。たとえば、「日本笑いヨガ協会」の高田佳子代表は、Facebookのページで毎朝10分間の「笑いトレ」を配信しており、毎朝たくさんの方が参加されています。無料で参加できますので、ぜひFacebookで検索して参加していただければと思います。

患者さんを支える家族にこそ笑いヨガの力を！

在宅療養中で訪問診療を受けている患者さん自身に笑いヨガを実践していただくのは、現実的に難しい場合が多いと思います。

がんが進行し、痛みや息苦しさが強く、医療用麻薬などの薬で症状を和らげる治療を続けているものの、少し体を動かすだけで苦痛が増してしまう方もいます。あるいは、重度の認知症や難聴でコミュニケーションが難しい方、脳卒中の後遺症で重度の麻痺が残っている方などは、自宅でオンラインの笑いヨガに挑戦したとしても、なかなかうまくいかないかもしれません。

私は、患者さん自身には、笑いヨガだけではなく、本書でこれまでに述べてきたようなさまざまな方法で、少しでも多くの笑いを届けていきたいと思っています。

そして、在宅療養中の患者さんを支える家族、さらには、在宅で患者さんを支えるエキスパートである医療・介護関係者の皆さまにこそ、ぜひ笑いヨガを実践していただきたいと私は考えています。

重い病気の患者さん、あるいは重度の要介護状態の患者さんの家族の心労は、想像をはるかに超えるものがあると思います。時に24時間体制での介護を強いられ、心身ともに完全には休むことができず、疲労が蓄積して次第に心の余裕がなくなり、笑顔が失われていく方もいます。家族だけではなく、患者さんに献身的に関わる医療・介護関係者も同様です。

そんなとき、たったの30分、いや、10分でも良いので、笑いヨガを行うことができれば、心も体もリフレッシュできると思います。

まずは何も考えず、思いっきり大笑いすることに集中してください。気がつけば、笑いクラブに参加している仲間たち、あるいは動画の中の笑いヨガリーダーたちと一緒に、心の底から自然に大笑いできるはずです。そして、心が軽くなるだけでなく、肩こりや頭痛、全身の筋肉痛などもやわらぎ、不眠に悩まされていた方もきっと改善するはずです。在宅療養中の患者さんから笑顔が消えてしまったとき、患者さんを支える家族や医療・介護関係者が笑いを取り戻せば、患者さんの笑顔も取り戻せるのではないでしょうか。


実際に私の笑いクラブに参加してくれた私の患者さんの家族は、たとえ開始前には疲労が蓄積してつらそうな表情をしていたとしても、次第に表情がほぐれ、他の参加者たちと同じように満面の笑みで帰っていきます。きっと、帰宅後の患者さんの介護にも良い影響を及ぼすことでしょう。

現在は、新型コロナウイルス感染症の影響もあり、都市部の笑いクラブはオンラインが主流となっています。そのため、自宅から通えるエリアで笑いクラブが開催されておらず、介護や仕事の合間で参加するのは難しい方がほとんどだと思います。そういった方は、これまでも述べてきたとおり、オンラインで開催されている笑いクラブやYouTubeで笑いの効果をお試しください。笑いのある生活習慣は、驚くほど効果があるサプリメントであることを、一人でも多くの方に実感していただきたいと思います。

第5章

認知症、がん、COPD……療養生活を「笑って」過ごした人たち

慢性閉塞性肺疾患（COPD）の患者Bさん（80代女性）

私は、どんなに重い病状の方でも人生を楽しむことは可能であり、楽しむことで自然と笑いが溢れる素敵な在宅療養生活を送ることができると信じています。

私が訪問診療していた慢性閉塞性肺疾患（ＣＯＰＤ）の患者Ｂさん（80代の女性）のケースを紹介します。

ＣＯＰＤはゆっくりと進行していく病気で、簡単にいうと肺が「ボロボロ」になっていき、ちょっと動いただけでも息切れがひどく、在宅酸素療法を導入して常時酸素を吸っていてもだんだん動けなくなっていきます。

動けないので食欲も低下し、また呼吸をするのが大変でどんどんエネルギーを消費するため、次第に痩せていきます。痩せて筋力が低下すると、ますます呼吸が苦しくなります。このように悪循環に陥っていくのがこの病気の怖いところです。

そして、呼吸の予備力（ゆとり）がないため、ちょっと風邪をこじらせただけでも命取りになります。

Ｂさんも著しく痩せて、息切れもひどく、家の中で歩くのも大変な状態になっていました。常に息切れするような状態だと、多くの方は生きること自体が嫌になり、うつ状態に陥ります。Ｂさんも、心身ともに日に日に元気がなくなっていきました。

晩秋の頃、Ｂさんから相談を受けました。来年の春に約１カ月間、旦那さんと一緒に、日本から周辺の国を巡る豪華客船のクルージングに行きたい、とのことでした。

正直にいって、Ｂさんは、病状的には「この冬を乗り切れるかどうか五分五分」といった状況でした。私は医師として許可するべきかどうか少し悩みましたが、旅行を楽しみにしているキラキラした目の患者さんを見て、すぐに迷いは吹き飛びました。「楽しくクルージングに行けるよう、この冬を元気に乗り越えましょう！」と即答し、その日から準備が始まりました。

Ｂさんや旦那さんが、すぐに旅行会社や在宅酸素の会社に連絡を取って必要な手続きを確認し、私が英文の診断書を作成するなどの必要な手続きを行いました。来年春のクルージングが目標となった瞬間から、明らかにＢさんは元気を取り戻しました。

冬はＣＯＰＤの患者さんにとって危険な季節です。インフルエンザや肺炎球菌などのワクチンを接種し、症状が悪化した際には速やかに抗菌剤やステロイドなどの薬を追加することで、無事に冬を乗り切ることができました。

後で振り返ると、クルージングに行くという目標ができて、明るく前向きにたくさん笑って過ごしたことで、その冬を越すことができたのだと思います。クルージング中は、主に船内で過ごしていましたが、おいしい食事のおかげで食欲が増し、普段の何倍も食べることができたそうです。体調が良いときにはタクシーで寄港先の観光を楽しむことができました。

消化器系のがんが進行している患者Cさん（50代男性）

がんの患者さんで、全身にがんが拡がってしまい、抗がん剤治療などの積極的な治療の効果が期待できなくなり、いわゆる「末期状態」であると医師に宣告されてからも、精力的に仕事や趣味を続けている方は決して少なくありません。皆さんとてもいきいきとした表情で、笑顔もすばらしく、がんの末期状態といわれていることが到底信じられない方ばかりです。

Cさん（50代の男性）は環境に関するお仕事で、執筆や講演活動、テレビやラジオなどのメディア出演を続けていました。

この方は、本来であればもう少し入院生活を継続し、抗がん剤投与を続けるという選択肢もありました。しかし、新型コロナウイルス感染拡大の影響もあり、入院中は友人と自由に面会したり、外出して講演活動やメディアへの出演を続けたりすることは困難でした。そのため、早期に退院して在宅療養を続けることを希望し、退院後すぐに訪問診療が開始となりました。

Cさんは、消化器系のがんが進行して腸の一部が細くなっており、口から十分な食事を取ることができませんでした。そのため、腸ろうと呼ばれる管が小腸の途中に入っており、そこから入れる栄養剤が主な栄養源でした。

腸ろうは胃ろうと違って細く、栄養を入れるにはとても時間がかかります。栄養剤の種類など、いろいろ工夫してみましたが、時間短縮は困難でした。栄養剤を注入している間は、自由に動き回ることができません。

Ｃさんは、少しでも栄養剤のルート（管）につながっている時間を短くするため、口からある程度食事を取れるようにさまざまに工夫し、嘔吐しない程度に頑張って食べていました。

一般的に「闘病」という言葉には、手術や抗がん剤治療などの治療でがんの根治に向けて真っ向から立ち向かうというイメージですが、Ｃさんの場合は、自らの活動、すなわち地域のための環境活動を最大限続けるため、がんの存在や進行は許容しながら、うまく折り合いをつけて闘病生活を続けている状態でした。

がんの末期状態の患者さんは、残された時間に限りがあります。特にＣさんの場合は、限りある時間を有効に活用していただくことが大事だと思っていました。そのため訪問診療および訪問看護の定期訪問の回数は最小限としました。

そして、疼痛コントロールのための医療用麻薬の投与量調節や、合併症である糖尿病治療のためのインスリン投与量の調節については、基本的にＣさん自身にお任せすることにしました。

もちろん、困ったときには訪問看護師を通じて何でもすぐにご相談いただき、薬を追加したり増量したりすることで症状の緩和を図りました。診察のための定期訪問時には、本当はもっと詳しく活動内容についての話を聞きたかったのですが、必要最小限の時間にとどめ、普段の様子は主にメディアやＳＮＳを通じて確認しました。

毎日たくさんの方が面会に訪れ、時に講演活動を行い、自宅でラジオの生放送に出演するなど、精力的に活動されているＣさんの姿は、いきいきとしていて常に笑いに溢れており、まさに理想的な在宅療養の姿だと感じていました。

私たち在宅医は、必要に応じて診察の回数を増やし、診察時はできるだけ長く丁寧に問診や診察を行うことで、最大限の質の高い診療が実現できると考えがちですが、必ずしもそうではなく、最低限の診療回数と最小限の診療時間で有意義な診療を行い、患者さんが自由に過ごせる時間を最大限つくることも私たちの大事な役割であると、あらためて学ばせていただきました。

脳梗塞と合併症により長期入院を余儀なくされた患者Dさん（80代男性）

Dさん（80代の男性）は脳梗塞と、それに伴うさまざまな合併症により一時的に意識障害をきたし、その後長期入院を余儀なくされていました。

Dさんは寝たきり状態となり、嚥下機能検査（どれだけうまく食べ物を飲み込むことができるか）で「重度の嚥下障害で回復の見込みなし」と診断され、嚥下機能改善を目指したリハビリテーションを受けることもなく、鼻から胃の中にチューブ（経鼻胃管）を入れられたまま、そこから強制的に栄養剤を投与される生活となりました。

Dさんは必死で抵抗し、何度も経鼻胃管を手で引き抜き、口から食べさせてくれと訴えましたが、その後は安全のために手足を布で縛られて抵抗できなくなりました。

こんな状態では生きている意味がないと、見るに見かねた家族が主治医に退院を申し入れましたが、「家に帰ったら必ず数日以内に死に至ります」と拒絶されました。

そこで家族から相談を受けた私たちが在宅の医療サービス（訪問診療、訪問看護、訪問薬局）と介護保険サービス（ケアマネジャー、訪問介護、訪問入浴、介護用品等）の態勢を整えたうえで病院と交渉したところ、「二度とその病院に入院はしない」という条件付きで、やっと退院することができたのでした。

Dさんは、かつて有名企業の社長を務めた、とても威厳がある方で、普段はとても強面でした。しかし、退院直後に私が経鼻胃管を抜去し、とろみ付きの果汁を少し口に入れてあげると、溢れんばかりの笑顔で、涙ながらに大喜びしていました。

経鼻胃管が入っていると、より嚥下が困難となり、唾液もうまく飲み干せず、誤嚥性肺炎のリスクが上がるとの考え方もあります。実際にDさんも、入院中は口から何も食べたり飲んだりしていないにもかかわらず肺炎を繰り返していましたが、退院後は少しずつとろみ付きの食べ物やゼリー状の食べ物を口から食べられるようになり、肺炎を発症する頻度が減少しました。

入院中はずっと手足を拘束され、指を動かすことができないほど関節が固まっていましたが、リハビリテーションとマッサージの効果で少しずつ改善し、手を動かして顔を掻くこともできるようになりました。何より、退院直後の苦痛に満ちてこわばった表情が、日に日に穏やかな表情に変化し、時々笑顔も見られるようになっていきました。

食事という人間にとっての最大の楽しみ、そして自宅で過ごすという安堵感、やっと取り戻した日常生活におけるささやかな喜びが、患者さんの笑顔を取り戻したのだと思います。

残念ながら、Ｄさんは、寝たきり状態から車椅子に移れるほどには身体機能は回復せず、通常の食事が食べられるほどには嚥下機能も改善せず、最終的には重度の誤嚥性肺炎を合併し、退院後半年ほどで死に至りました。

半年という期間が長かったのか短かったのか、私には分かりません。しかし、Ｄさんにとっては確実に本当の自分を取り戻し、笑顔を取り戻し、自分らしく生きることができた有意義な半年間だったのではないかと思います。

そして、その半年間を支えたのは、ずっとそばで介護を続け、食事の工夫を続けた家族でした。私たちは、患者さんと家族の笑顔が見たくて、半年間、できるだけのサポートを心がけました。

十分なことができたかどうかは分かりませんが、笑顔の絶えない在宅療養を目指し、それを少しでも実現できたことは、在宅療養をサポートしたチームの一員として誇りに思っています。

認知症が進行し、息子さんが介護を続けている患者Ｅさん（90代女性）

認知症が進行すると、次第に言葉が少なくなり、自らはまったく話をしなくなる方もいます。また、脳出血や脳梗塞などの影響で、麻痺《まひ》により言葉を発することができなくなる方や、言葉が出てこない状態（失語）になる方もいます。私は、このような方こそ笑いが大事であると考えています。

認知症が進行し、自ら話すことはなくなり、日常生活の大部分で介護が必要となり、息子さんが精力的に介護を続けている患者Ｅさん（90代の女性）がいました。

私が質問すると、しっかりとうなずいたり、首を振ったりして意思表示をすることはできますが、自ら言葉を発することがほとんどないため、かなり認知症は重度であると考えていました。

しかし、私の診療に慣れた頃、息子さんがふいに「犬も歩けば」と言った瞬間、Ｅさんが「棒に当たる」とすばやく答えたのを聞いて驚きました。私もいろいろなことわざで尋ねてみましたが、すべて一瞬で即答でした。ことわざだけではなく、テレビＣＭの有名なフレーズについても即答していました。

そして、いつもは無表情ですが、答えるときは少しニヤッとして楽しそうでした。私は、自ら言葉を発することがないから認知症が重度であると考えていた自分の浅はかな考えを反省しました。

認知症は、残念ながら現代の医学では効果的な治療法がなく、徐々に進行していくものです。Ｅさんも、次第にことわざに対する返答はなくなっていきました。うなずきや首振りはあるものの、発語はさらに少なくなり、ニヤッとした笑顔も少なくなりました。

私がどう工夫しても、Ｅさんを笑わせることはできませんでしたが、息子さんは違いました。ちょっとした一言で、Eさんをクスクスと笑わせることができました。

たとえばある日、息子さんが自虐的に「お母さん、息子が頼りないから心配だよね」と言うと、大きく繰り返しうなずきました。私が「いやいや、そんなことないでしょう、息子さんは頼りになりますよね」とフォローしても大きく首を横に振り、また息子さんが「そうだよね、息子の出来が悪くて頼りないよね」というと大きくうなずいた後、クスクスと小さく笑いました。表情は大きくは変わりませんでしたが、明らかにそのやり取りを楽しんでいるようでした。

言葉がほとんどないからこそ、笑いが重要なのです。私は、自分にはまだまだ人を笑わせるための修行が必要だと感じました。

脳梗塞後遺症で嚥下障害を合併し、胃ろうから栄養剤を投与している患者Fさん（80代男性）

入院生活ではなく在宅療養を選択する理由は人それぞれですが、お酒が大好きで、自由に飲みたいから家にいたいという方もいます。

脳梗塞後遺症で嚥下障害を合併し、胃ろうから栄養剤を投与している患者Fさん（80代の男性）は、認知症も進行しており、次第に怒りっぽくなり、家族も手を焼いていました。

ある日、Fさんの診察に訪れた私は、異変に気づきました。明らかに顔が赤くほてっていたのです。

最初は熱があるのかと思い、すぐに体温を測りましたが正常でした。いつもより機嫌が良さそうな患者さんの顔に近づいたとき、その原因に気づきました。「お酒、飲ませましたね？」と息子さんに尋ねると、少しばつが悪そうに「だって、飲みたい飲みたいって言うから、ちょっとだけ……」とのこと。

確かにFさんの嚥下障害は軽度で、頑張ってリハビリをすれば口からもある程度食べたり飲んだりできそうでしたが、リハビリが頑張れず、断念していました。

ちょっとくらい、いやちょっとではないかもしれませんが、大好きなお酒だからこそ上手に飲めたのでしょう。病院なら、こんな勝手なことをしたら、即退院させられるかもしれません。しかし、ここは自宅です。好きなように振る舞って良いのです。

私たちは指導や助言はできますが、何も強制することはできません。私は、誤嚥を防ぐ安全な飲み方、姿勢や介助の仕方などを助言し、Fさんにとっての適量を一緒に考え、お酒を続けてみることにしました。

すると、家族に暴力を振るうほど怒りっぽかったのが嘘のように、いつも笑顔で機嫌良く穏やかに過ごせるようになり、介護する家族みんなの笑顔も戻ってきました。一時は副作用覚悟で鎮静剤を使うことも検討していたのに、まさに結果オーライです。

Fさんはその後、さらに認知症が進行して、発語もなくなり、お酒を飲むのも難しくなってきました。そこで家族と相談し、胃ろうから少量のお酒を入れても良いこととしました。

効果はてきめんで、険しい表情のときにお酒を入れるとみるみる表情が変わり、笑顔になるとのことでした。どんな病状でも、言葉はなくても「笑いは大事」であると心の底から実感させてくれたケースでした。

食道がんの患者Gさん（50代男性）

Gさんは50代の男性、食道がんでした。

とても優しく人当たりの良い方で、別の見方をすると、とても気が弱くてストレスを抱え込むようなタイプでした。そのためか、お酒とタバコをやめられず、特にお酒を浴びるように飲んでしまい、奥さまが息子さんを連れて家を出ていき、離婚して、一人寂しく闘病生活を送っていました。

放射線治療と抗がん剤治療を継続してきましたが、次第に抗がん剤の効果がなくなり、がんが全身に拡がり、いわゆる末期の状態となってしまいました。体力が低下し通院も困難となったため私たちに依頼があり、訪問診療を開始しました。

　Ｇさんは病状の悪化のため事務的な手続きを自力で行うことも難しくなっており、元奥さまに連絡を取りましたが、当初は「難しい手続きなどは手伝うが、それ以上のことはできない」と言っていました。

　そのため、忙しい息子さんが仕事の合間に介護のお手伝いに来られるとき以外は、私たち在宅療養支援チームが何とかＧさんの独居生活を支えながら、痛みなどの症状に対する緩和ケアを継続していました。

　ところが、元奥さまが時々Ｇさんのお見舞いに来られるようになり、徐々に二人の関係性が変わっていきました。もともとは深い愛情で結ばれ、長年連れ添ってきたご夫婦です。闘病生活でどんどん弱っていく一方で、家族に対しては常に温かい感謝の言葉を伝える優しい患者さんの姿を見ながら、元奥さまの気持ちは大きく揺れ動き、最終的にはご自身の仕事を休職し、最期まで献身的に介護に専念することを決断しました。

　亡くなったあとで、元奥さまにあらためてＧさんへの想いを聞きましたが、「とても優しい人で、常に家族のことを第一に考えて、一生懸命働いて家族を支えてくれた。お酒のことがなければ、ずっと一緒にいたかった」と言っていました。

Gさんは、すごくお金のことを気にして、常々訪問診療や訪問看護の回数を最小限にしたいと言っていました。決して金銭的に余裕がないわけではなく、私たちは少し不思議に思っていました。

これも亡くなったあとで聞いた話ですが、Gさんは息子さんに1円でも多く財産を残したいと思い、つらいときにもできるだけ私たちに連絡せず、少しでも医療費がかからないようにと考えていたそうです。

そんな優しさもあり、完全に家族の絆を取り戻し、元奥さまだけではなく息子さんも仕事をセーブして精力的に介護に加わるようになり、最期は元奥さまと息子さんに笑顔で見守られながら、自宅で穏やかに息を引き取りました。

慢性白血病の末期状態の患者Hさん（70代男性）

Hさん（70代半ばの男性）は慢性白血病の末期状態でした。

この方は長年の治療の末、だんだん抗がん剤が効かなくなり、白血病細胞の増殖が抑えられなくなっていました。白血病の方は正常の免疫細胞を十分作ることができず、病状が悪化すると免疫不全の状態となります。

さらにHさんは慢性閉塞性肺疾患（ＣＯＰＤ）を合併していたため、在宅酸素療法が導入されており、繰り返す肺炎に対し抗菌剤を頻回に使用しながら、なんとか重症化を防いでいました。

しかし、懸命の治療にもかかわらず重症の肺炎を合併してしまい、病院に救急搬送され、文字どおり生死の境をさまよいました。十中八九助からないと誰もが思いましたが、奇跡的に生命の危機を乗り越え、肺炎は治癒に向かっていました。

ところが、もともと人に縛られることが大嫌いで自由気ままに生きてきた方であり、病院での厳しい生活制限にストレスが爆発し、看護師に当たり散らし、治療途上での退院を余儀なくされました。

厳しい病状と、入院生活を全うできなかったことを考えると、これまでの「病状悪化時は病院に救急搬送」という方針をあらためる必要がありました。そこで私は、家族や関係者に呼びかけて、自宅で人生会議を開催することにしました。

急な要請でしたが、離れて暮らす息子さんも駆けつけてくれて、主要な関係者が勢ぞろいしました。その場で、まず私から病状を説明し、率直に「この冬を越すのは難しい」との見解を伝えました。Hさん自身、厳しい状況については十分理解していました。

その後、在宅でできる最大限の治療について提示したうえで、今後の治療の希望について確認すると、Hさんは「もう病院には行きたくない。俺は家で好きなように生きて、好きなように死んでいきたい」とはっきりと言いました。

あっけなく人生会議の結論が出たため、その後は、病状が悪化し身の回りのことができなくなったときの介護の方法などに話が移りましたが、家族に迷惑をかけることを心配したHさんが「やっぱり俺は入院するよ。おまえたちには迷惑をかけられない」と言いはじめました。

それはどう見ても本心ではないと思われましたが、Hさんの意思は固く、絶対に入院すると繰り返すようになりました。

そこからは私は発言を控え、家族の話し合いに任せることにしました。家族で想いをぶつけ合い、最終的には息子さんの「親父の本当の気持ちを教えてくれ。俺たちは迷惑でも何でもない。できることはするし、できないことはしない。ただそれだけだ。だから本当のことを言ってくれ」という言葉が決定打となり、もう病院には行かない、自宅で最期まで過ごす、という方針に確定しました。

そこから約2カ月間、肺炎などの感染症を繰り返し、内服や点滴の抗菌剤投与を続けながら、少しでも自宅で良い時間を過ごせるよう診療を続けました。熱が出ても、痰が絡んでも、多少息が苦しくても、歌うことが大好きだったHさんは好きなときに歌い、好きなものを食べて、いつも笑顔で楽しそうに過ごしていました。

最期まで苦しそうな表情は見せず、意識がなくなるまで自分のやりたいことを全うして、ちょうどお正月に、たくさんの家族や親族に見守られながら息を引き取りました。人生会議を開催し、患者さんの想いを聞き、関係者みんなで治療方針を統一できたことで、残された限りある時間が非常に有意義なものになったのではないかと思います。

消化器系のがんが進行した患者Iさん（70代男性）

Iさん（70代の男性）は、消化器系のがんが進行し体中に拡がった状態で、消化管からの出血が持続しており、残された時間は2～3週間程度との説明を受け、自宅に退院してきました。

当初は「苦痛だけ取ってくれ」「楽に逝かせてくれ」と繰り返していましたが、幸いがんの進行がゆっくりで、出血も止まり、身体的苦痛もほとんどなく、しばらく穏やかな時間を過ごしていました。しかしIさんにとっていちばんつらかったのは、不安やうつなどの精神的苦痛と、「生きていても仕方がない」「自分がいなくなっても誰も困らない」といったスピリチュアルペインでした。

精神的苦痛については、家族がいつも明るく献身的に介護していたおかげで、深刻な問題にはなりませんでしたが、スピリチュアルペインに関しては、いつも涙を流しながらさまざまな訴えや質問があり、それに対して私も十分な回答ができず、禅問答のようなやり取りとなってしまいました。

どうすればＩさんの苦痛を和らげることができるのか、私自身深く悩んでいましたが、Ｉさんは菩提寺の住職さんからお釈迦さまの教えについて話を聞き、自らも仏教に関するさまざまな書籍を熟読してその本質を学ぶことで、まるで人生を達観したかのように心の平静を保つことができるようになりました。

スピリチュアルペインに対する治療法は確立されておらず、まずは傾聴と共感が重要であるとされています。また、スピリチュアルペインを「自分らしさの喪失」「アイデンティティの不安」ととらえると、在宅療養自体がスピリチュアルペインの緩和につながる可能性があります。

人生最期の日々を、家族に囲まれて自宅で過ごすことで自分らしさを取り戻し、また自分の存在がこの世から消えてしまっても「家族」や「子孫」という存在が残るということを実感すれば、スピリチュアルな「何ともいえないつらさ」を緩和することができるのではないでしょうか。

　私はそれに加えて、笑いにスピリチュアルペインを癒やす効果が期待できるのではないかと考えています。笑いは、人間誰もが生まれながらに身につけている「癒やしのツール」です。

　日本には「笑う門には福来たる」ということわざがあります。これは、中国の「笑門来福」ということわざが日本に伝わったものです。そして、欧米諸国をはじめ、世界中に、似たような意味のことわざがあるそうです。笑いはすべての人に福をもたらす、すなわち、笑いはあらゆる苦痛も和らげてくれる、だから、スピリチュアルペインという十分な治療法のない苦痛に対しても笑いの力を信じたい、それが私の想いです。

笑いあり、涙ありの「永遠のお別れ」

すべての人間には、いつか死が訪れます。残された家族や友人にとって、死は本当に悲しいものです。そのため、ご臨終の現場や、お通夜とお葬式、その他の法事の場で、笑って故人を偲ぶようなことは、一般的には不謹慎な態度だと思われがちです。

しかし私はそうは思いません。笑うことは、決してふざけていることでも、馬鹿にしていることでもありません。心から故人を偲び、笑いながら故人との懐かしい思い出を語り、あの世へと送ることは、すばらしいことではないかと思います。

私の80代後半の女性の患者さんが、がんとの長い闘病生活の末、亡くなられました。呼吸停止の連絡を受け、私が患者さんの自宅に駆けつけると、息子さん、娘さん、お孫さん、そして訪問看護師が勢ぞろいしていて、みんなうっすらと目に涙を浮かべていました。私が診察して亡くなられたことを告げると、みんな一様にホッとした表情になり、「良かったね」「やっと楽になれたね」「本当によく頑張ったね」「今までありがとう」と笑いながら口々に声を掛けていました。患者さんが亡くなった際、号泣する家族が多いのですが、笑顔で温かい言葉をかけて送り出すのも、とても良いものだと感じました。その後はまったく自然な流れで、ご遺体の周りに家族と私と訪問看護師が勢ぞろいして、笑顔で記念撮影を行いました。

亡くなった直後にこのような形で記念撮影を行ったことは、他の患者さんでは記憶にないのですが、まったく違和感はなく、亡くなった患者さんがいかに家族から愛されていたかを実感できる、すばらしいお別れのひとときでした。別れの悲しみで涙を浮かべながらも、満面の笑みで故人を送り出す、そんなすばらしい別れの場面に、これからもたくさん出会いたいと思います。

100人の患者さんがいれば、100通りの家族の姿がある

100人の患者さんがいれば、100通りの家族の姿があります。私たち医療・介護関係者は、基本的には、家族関係にはあまり深く立ち入るべきではないと思います。

しかし、家族関係の善しあしは在宅療養がうまくいくかどうかの大きな鍵となります。私たちは、少しでも家族関係改善のお手伝いができるのであれば、何でもやりたいと思っています。もちろん、家族関係を良くする特効薬はありません。私は、家族関係を改善するためのキーワードはやはり「笑い」だと思っています。

笑いの溢れる在宅療養生活を目指せば、自然と家族関係は良好になるはずです。もちろん、病状が悪化し、介護も大変になり、お互いに笑いがなくなり、家族関係も悪化する時期もあると思います。しかしそこで、「楽しみ」「笑い」をテーマに生活面で工夫してみると、笑いが復活し、家族関係も良くなるかもしれません。

笑いのツボは人それぞれだと思いますが、おいしい食事、楽しい思い出、現実を忘れて心から楽しめるテレビ番組や映画、孫やペットのかわいい姿など、誰にでも一つはあると思います。普段めったに笑わない「頑固親父」のような方ほど、笑ってくれるとうれしいものです。在宅療養をサポートする私たちも、笑いが溢れる在宅療養で家族関係が良くなるよう、一緒に考えていきたいと思っています。

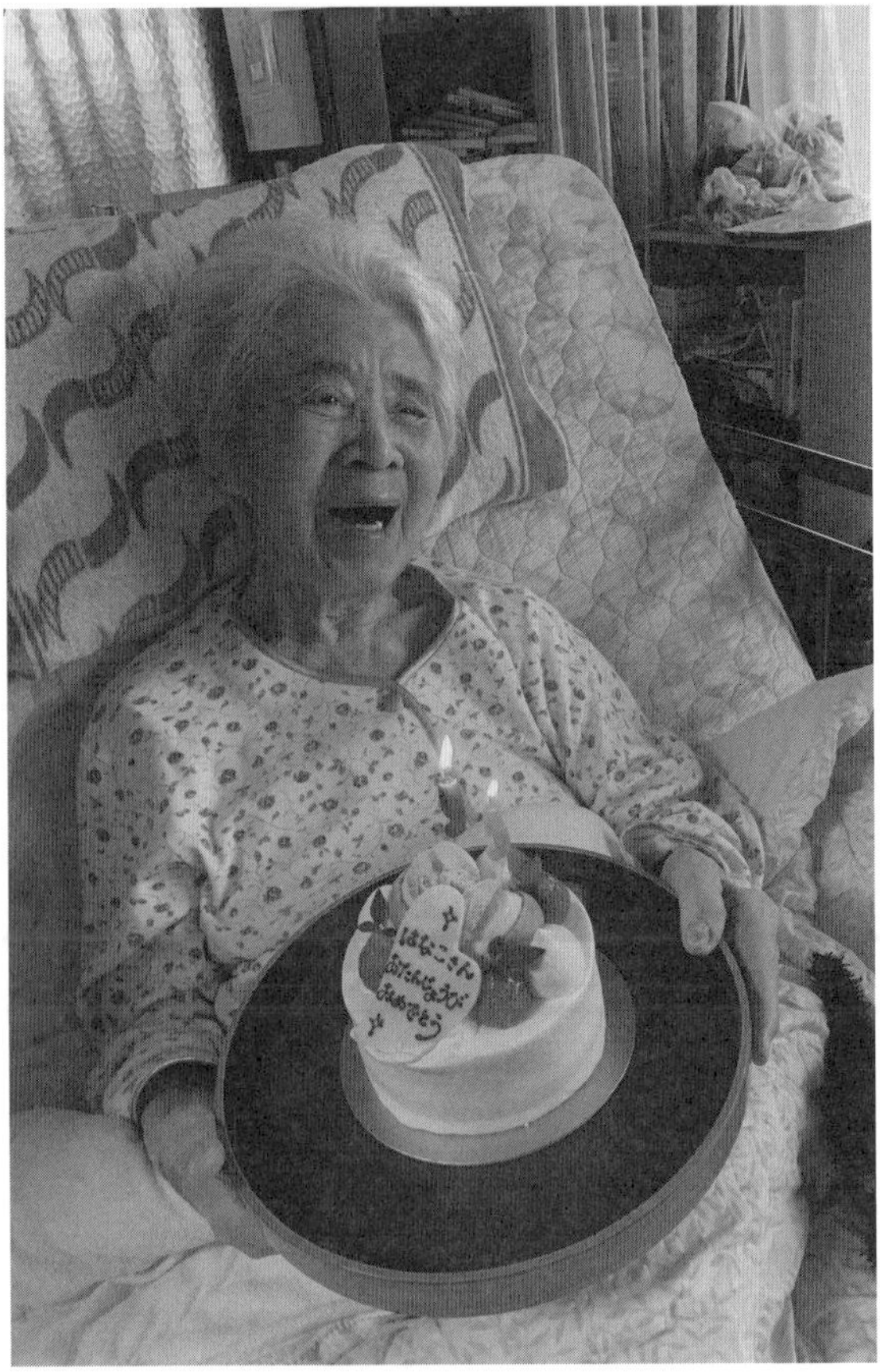

笑いの溢れる在宅療養生活が理想です

おわりに

私は、ちょっと変わった医者です。いや、ちょっとどころではないかもしれません。仕事に対する考え方、人生に対する考え方が、他の医師とはかなり異なっていると思います。根底にあるのは、「楽しみたい」「楽しませたい」という〝笑い〟の精神です。

その結果、たくさん回り道をして、医師になって15年目、ようやく「在宅医療」の現場にたどり着きました。この仕事こそ私の天職だと信じて、毎日を楽しみながらも必死で患者さんのために走り回っています。

内科医から公衆衛生の世界へ

私は医学部を卒業してすぐ、出身大学の医局「第2内科」に入りました。その当時、出身大学の医局に入ることはごく普通の選択でした。第2内科の専門分野は、喘息《ぜんそく》や肺気腫などの慢性呼吸不全、肺がんなどの呼吸器疾患、さまざまな感染症、そして白血病などの血液疾患です。しかし、私は特に、呼吸器疾患や感染症、血液疾患に強い興味をもっていたわけではありません。強いていえば、すべての病気、いや、病気というよりさまざまな「患者さん＝人間」に興味をもっていました。かっこいい呼び方だと「全人的医療」という言葉があります。

この言葉は、デジタル大辞林には「特定の部位や疾患に限定せず、患者の心理や社会的側面なども含めて幅広く考慮しながら、個々人に合った総合的な疾病予防や診断・治療を行う医療」と書いてありますが、私はまさに「全人的医療」に興味をもっていました。出身大学の医局のなかでは、第2内科がいちばん、特定の臓器の疾患や専門分野にこだわり過ぎることなく診療を行っているという印象だったので、そこに入ることに決めたのです。

第2内科の病棟は、大学病院の中で最も患者さんが多くお亡くなりになるところでした。肺がんや慢性呼吸不全、あるいは白血病などの血液疾患で骨髄移植後に再発した方など、治療が困難で厳しい状態の方が多く、痛みなどのつらい症状を和らげる緩和ケアを受けながら病院で最期を迎える、そういう患者さんを多数担当しました。医師になりたての頃から「緩和ケア」「看取り」を多く経験したことが、その後の医師人生に大きな影響を及ぼしていると思います。

医師になって7年目、転機が訪れました。このまま医局に所属して関連病院を転々としながら生きていくのではなく、自分らしい生き方をしよう、そう決めた私は、まったく違う2つの道で悩んでいました。世の中には治らない病気がたくさんある、そして、誰でもいつかは必ず死を迎える、その当たり前の事実に対し、一人の医師として何ができるか、日々真剣に考え続けました。

1つは、緩和ケアを追求して、たくさんの患者さんを最期まで看取る、ということです。

もう1つは、治らない病気を、その手前で食い止めること、すなわち病気の予防に力を入れることです。考えた末、私は後者を選びました。すなわち「公衆衛生医師」となりました。公衆衛生医師は、一人ひとりの患者さんを直接診察するわけではなく、住民集団の健康問題を考え、いろいろな政策、対策を考えることで、病気にかかる人を減らし、結果的にたくさんの人を健康にする仕事です。

具体的には、結核や新型インフルエンザなどの感染症対策、小児救急医療や周産期医療およびそれに関連する児童虐待対策、がん対策や生活習慣病対策などに従事しました。仕事としてはとてもやりがいがありましたが、目の前に患者さんがいるわけではなく、仕事の成果が見えにくく、次第に医療とはかけ離れた管理職としての仕事が中心となり、もう一度現場の医師に戻りたいという気持ちが強くなっていきました。

そんな時期に経験したのが２０１１年３月の東日本大震災です。私は被災地の自治体や保健所に長期間派遣されました。病院や介護施設が壊滅的な打撃を受けたなかで、自宅や避難所で医療や介護のサービスを受けながらも力強く生きている被災地の方々の姿を見ながら、私の進むべき道が見えたような気がしました。

在宅医療の現場にたどり着いて

そして、医師になって15年目、ようやく在宅医療の現場にたどり着いたのです。

だいぶ遠回りをしたようにも思えますが、私は「回り道して良かった！」と心の底から思っています。

医学部を卒業して同じ大学の医局に入り、そこを辞めるまでの間、私はまともに一般社会に出たことがなく、本物の社会人ではなかったと思います。病院という守られた世界で、ある程度決められた仕事をしているだけでは、世の中の仕組みを体感することはできず、一般的な常識すら身につけることができず、いつまでたっても学生の延長だったと思います。

私は、公衆衛生医師という仕事を通じて、ようやくまともな社会人になることができました。公務員として大きな組織に所属し、そのルールの下で仕事をすることで、行政や企業など一般社会の仕事の流れ、意思決定の仕組みやお金の動き、社会保障制度を含む世の中の仕組みを体感することで理解が深まりました。

社会的・経済的な生活困窮者から、多額の税金を納めている富裕層まで、すべての住民が公衆衛生医師としての仕事の対象となり、医療格差社会というものを実感しながら、社会のさまざまな医療・保健・福祉の問題に取り組んだ経験は、今の仕事に大いに役立っています。

何より、さまざまな人生を送ってきた患者さんや家族の考え方を理解し、共感することができるようになりました。

また、在宅医療の現場では、目の前の患者さんのことだけに目が行きがちですが、一歩立ち止まって、地域における医療・介護の制度全般について、すなわち「地域包括ケア」についてあらためて考え、それを目の前の患者さんにいかに活用できるか、常に幅広い視点で診療できるようになり、結果的に患者さんの生活の質の向上につなげられているのではないかと思っています。

本文中でも説明しているとおり、在宅医療（訪問診療）とは、簡単に言うと「自宅や施設で生活しながら治療を受けている（療養している）患者さんのもとに定期的に訪問し、診療する」制度です。病院や診療所で患者さんを待つのではなく、自分から地域に出向いていき、患者さんの生活の場で診療します。

そこでは、病院の中では見ることのできない、患者さんの本当の姿、ありのままの姿に出会うことができます。そして、患者さんの大事な人生のなかの一部である「病気の治療」についてお手伝いをすることで、その人の人生に深く関わることができます。１００人の患者さんがいれば、１００通りの人生があり、１００通りの人生観、考え方があります。新しい患者さんの診療を開始すれば、毎回新しい人生に触れ、常に新しい考え方を学ぶことができます。こんなに楽しくやりがいのある仕事は、ほかにはないのではないかと思っています。

最後に、本書の出版に際し、私がこれまで関わってきたすべての患者さんやその家族、そしてすべての医療・介護関係者の皆さま、本書の第４章の執筆に際し詳細にご助言いただいた「日本笑いヨガ協会」の高田佳子代表、研修医時代からの私の恩師で私が笑いヨガと出会うきっかけをつくってくださった南和広域医療企業団吉野病院院長の福岡篤彦先生に、深い感謝の意を伝えたいと思います。

【著者】

宮本謙一（みやもと・けんいち）

在宅療養支援クリニック かえでの風 たま・かわさき 院長　医学博士
奈良県立医科大学卒業後、同大学の医局「第２内科」に入局。第２内科の専門は喘息、肺気腫などの慢性呼吸不全、肺がんなどの呼吸器疾患、感染症、白血病など。第２内科の病棟では多くの患者の「緩和ケア」や「看取り」を経験。誰もがいつかは「死」を迎えるという当たり前の事実に対して医師として何ができるかを考え、医師になって７年後に公衆衛生医師となる。治らない病気をその手前で食い止めること、すなわち病気の予防に力を入れる。具体的には結核や新型インフルエンザなどの感染症対策、小児救急医療や周産期医療に関連する児童虐待対策、がん対策や生活習慣病対策などに従事。２０１１年３月、東日本大震災の被災地の自治体や保健所に長期間派遣されたことを機に、もう一度、現場の医師として歩むことを決意。その後、在宅医療の現場にたどり着くなかで「笑いヨガ」と出会い、「笑い」を在宅医療に取り入れる活動を行っている。がんや認知症を含めさまざまな疾患のある方に、在宅で穏やかに、楽しく過ごしてもらうことがモットー。

本書についての
ご意見・ご感想はコチラ

在宅医療と「笑い」
大切な今をより前向きに生きる

2021年6月29日　第1刷発行

著　者　宮本謙一
発行人　久保田貴幸

発行元　株式会社 幻冬舎メディアコンサルティング
〒151-0051　東京都渋谷区千駄ヶ谷 4-9-7
電話　03-5411-6440（編集）

発売元　株式会社 幻冬舎
〒151-0051　東京都渋谷区千駄ヶ谷 4-9-7
電話　03-5411-6222（営業）

印刷・製本　瞬報社写真印刷株式会社
装　丁　伊賀さな

検印廃止

ISBN 978-4-344-93432-0 C0047
幻冬舎メディアコンサルティング HP
http://www.gentosha-mc.com/